中老年常见病防治策略

主　编

王　华　　田雪飞　　周英杰

副主编

于　君　　陈银海　　魏亚伟

杨代华　　姜晓丹　　赵玲娟

王亚军　　宋丽萍　　刘　红

编著者

银洪汝　　杨　薇　　朱泽红

艾丽娜　　曹小童　　焦医钏

李金凤　　刑恩来　　汪亚骏

金盾出版社

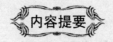

内容提要

本书共分十章，以线条图的形式对中老年常见病的临床特点及其高危人群进行了介绍，重点阐述了针对这些疾病的防治策略与保健方法，并用三字经的形式作为总结。

本书形式新颖，内容丰富，科学实用，可操作性强，适合广大中老年读者及基层医务人员参考阅读。

图书在版编目(CIP)数据

中老年常见病防治策略/王华，田雪飞，周英杰主编 . —北京：金盾出版社，2019.9

ISBN 978-7-5186-1627-5

Ⅰ.①中… Ⅱ.①王…②田…③周… Ⅲ.①中年人—常见病—防治②老年人—常见病—防治 Ⅳ.①R4

中国版本图书馆 CIP 数据核字(2019)第 058059 号

金盾出版社出版、总发行

北京太平路 5 号(地铁万寿路站往南)

邮政编码:100036 电话:68214039 83219215

传真:68276683 网址:www.jdcbs.cn

三河市双峰印刷装订有限公司印刷、装订

各地新华书店经销

开本:850×1168 1/32 印张:9 字数:250 千字

2019 年 9 月第 1 版第 1 次印刷

印数:1～3 000 册 定价:35.00 元

前　言

在临床实践中，我们发现很多常见的老年疾病是在中年时期发生，在老年时期加重或发展的。因此，从中年起就应加强疾病预防和自我保健，以免因为忽视自己的身体健康，导致很多疾病未能得到防治，最终发展为慢性疾病，到了老年才表现出来。

绝大部分疾病都是可以预防和治疗的，即使当今社会最凶顽的癌症或最常见的心脑血管病，也可以无病早防、有病早治，因此，中老年人都应掌握一些医疗保健常识，加强自我保健，以防病于未然。

我们参考了有关文献和资料，在新时代，用新模式、新理念、新方法结合在医疗实践中的粗浅体会，编写了这本《中老年常见病防治策略》，希望对预防疾病，提高中老年人健康水平有所帮助。

本书共分十章，以线条图的形式对中老年常见病的临床特点及其高危人群进行了介绍，重点阐述了针对这些疾病的防治策略与保健方法，并用三字经的形式作为总结。

由于水平有限，书中缺点错误在所难免，诚恳地希望读者及专家给予批评指正。

　　本书编著和出版得到白玉院长的关心和支持，特此致谢。

作　者

目　　录

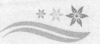

第一章　机体老化与中老年疾病

一、神经系统老化与中老年疾病

1. 脑重量减轻　70 岁的老年人脑重量是年轻人的 95%,80 岁的老年人是年轻人的 90%,90 岁的老年人只有年轻人的 80%。这是因为大脑皮质萎缩的结果,尤其额叶为最明显:脑回变窄,体积变小,脑室扩大。70 岁以后多数人出现脑萎缩。

2. 神经元减少　大脑的神经元从 20 岁左右开始,以每年约 1% 的速度减少,60 岁时可减少 20%~25%;小脑的神经元减少更快,这是老年人运动协调功能失常的原因之一。神经元减少是不会再生的。70 岁以上的老年人神经元减少可达 45%,同时神经元中的水分也减少,80 岁时神经元中水分减少 20%,上述老化使脑室进一步扩大。

3. 脂褐素增多　随着年龄的增长,脑细胞中的脂褐素将逐渐增多,当脂褐素增至一定量时,可导致脑细胞萎缩或死亡。

4. 神经传导速度减慢　老年人大脑反应慢是由大脑老化所致脑细胞数量减少,神经纤维传导速度减慢,神经递质减少所致。不过,最近德国科学家得出一种全新的解释,老年人大脑反应慢只是因为储存了大量信息,处理或读取信息需要更长时间。

5. 神经系统老化与中老年疾病谱　见图 1。

日本科学家设计了"人体衰老测定法":测定者以双手紧贴自己大腿两侧,闭上双眼用一只脚站立。再根据稳定不移的站立时间来判断自身的老化程度。年龄与测定的时间有不同标准:30~

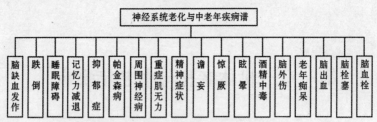

图 1　神经系统老化与中老年疾病谱

39 岁:9.9 秒;40～49 岁:8.4 秒;50～59 岁:7.4 秒;60～69 岁: 5.8 秒;70～79 岁:3.3 秒。

　　如未达到上述标准者,表示老化程度较快;达到或超过标准者,表示正常。女性比男性要推迟 10 岁计算。应当指出的是,初次测试时不容易站稳,要防止摔倒。可以先试几次,习惯后再做正式测定。

二、消化系统老化与中老年疾病

　　1. 咀嚼困难　老年人常因牙周病、龋齿、牙龈萎缩改变,出现牙齿脱落、牙齿磨损、牙齿疼痛而致咀嚼食物困难,又因囫囵吞枣,影响食物消化及营养成分的吸收,进而引起胃部疼痛及消化不良表现。

　　2. 味蕾萎缩　老年人由于舌乳头上的味蕾萎缩老化而数量减少,使味觉功能降低而食欲不佳。味蕾数量减少,辨别酸、甜、苦、咸的味觉不敏感,易摄入食盐过多而致血压升高。

　　3. 胃肠功能减退　胃黏膜萎缩、胃黏膜变薄、胃肌纤维减少使消化吸收功能降低,胃排空时间延长,尤其进食高脂肪、高蛋白或过饱时,可引起消化不良、胃膨胀感。由于肠壁变薄,肠蠕动减弱变慢,可致消化不良、腹泻。

4. 消化腺分泌减少 成年人每日由各种消化腺分泌的消化液总量达 6～8 升,而老年人随年龄的增长各种消化液总量、成分及其生理作用则逐渐减少,不仅影响食欲、消化、吸收,也是老年人缺铁性贫血或巨幼细胞贫血的主要原因之一。肠道蠕动减慢,增加了肠道水分的吸收易出现便秘。长期便秘又增加肠道毒素的吸收,必然导致食欲不佳及全身营养减退,抗病能力下降,影响老年人的身心健康。

5. 肝功能减退 肝细胞随年龄的增长而逐渐减少,而肝纤维细胞却随年龄的增长而增多,故肝脏解毒功能和合成蛋白的功能下降,致血浆白蛋白减少,而球蛋白相对增高,可出现老年性水肿。

6. 胰岛素分泌减少 老年人胰腺萎缩,胰岛素分泌减少,对葡萄糖的耐量减退,而葡萄糖耐量异常者将有 30% 的人患糖尿病。

7. 消化系统老化与中老年疾病谱 见图 2。

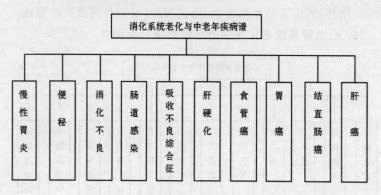

图 2 消化系统老化与中老年疾病谱

三、心血管系统老化与中老年疾病

1. 动脉粥样硬化 人在 10 岁左右可出现动脉粥样斑块,35

岁左右是动脉粥样硬化发展最快的时期,40 岁以后心脑血管发病率明显增多。

2. 心脏重量增加 随年龄增长心脏重量逐渐增加,30 岁时心脏重量为 240 克,60 岁时心脏重量为 300 克,左心室壁厚度亦随年龄增长而增厚,主动脉内膜厚度 40 岁时为 0.25 毫米,70 岁时可达 0.5 毫米,80 岁时为 0.7 毫米,并伴有不同程度硬化,心瓣膜也逐渐硬化、增厚,心肌收缩功能下降,心排血量减少,动脉管腔变窄。当动脉粥样硬化斑块脱落时,可导致心肌梗死、脑栓塞等严重疾病。

3. 血管弹性下降 血管也随年龄增长管壁逐渐硬化,管壁脂质沉积,致血管壁弹性下降,脆性增加,血压升高,血流速度减慢,可导致脑出血、脑血栓等疾病明显增加。

4. 微循环改变 微循环从 30 岁起可出现老化,微血管纤细、纤曲、扭转、乳头下丛扩张瘀血、血流缓慢,又可出现微血栓形成。

5. 心血管系统老化与中老年疾病谱 见图 3。

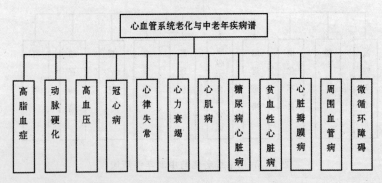

图 3　心血管系统老化与中老年疾病谱

四、呼吸系统老化与中老年疾病

1. 上呼吸道改变 鼻、咽、喉、气管、支气管黏膜与上皮细胞减少,黏膜变薄,分泌腺体萎缩,弹性组织减少,呼吸系统防卫功能减低,可导致呼吸系统感染。

2. 胸廓活动逐渐受限 随年龄增长肺组织弹性降低,肺泡扩大,肺总容量及肺活量均逐渐减少,肺泡面积减少,肺通气功能降低,残气增多,气体交换能力下降,是老年人易患呼吸系统疾病的重要因素。

3. 呼吸系统老化与中老年疾病谱 见图4。

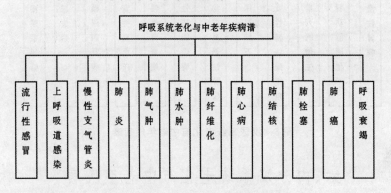

图 4 呼吸系统老化与中老年疾病谱

五、泌尿系统老化与中老年疾病

1. 肾脏重量减轻 肾脏重量从年轻时单个肾脏重量 250～270 克,80 岁时肾脏重量降至 180～200 克。尤其肾皮质厚度降低最为明显。

2. 肾小球数量减少 40 岁开始肾小球减少,60 岁时可减少50%。随着年龄的增长,肾小球及肾血管均出现硬化,使肾脏血流量减少明显,并以每年约 1% 的下降速度进行,肾小球滤过率逐年下降,肾小管重吸收功能下降,肾脏排泄功能下降,60 岁时酚红排泄率下降 30%,肾脏浓缩功能和稀释功能亦随年龄的增长而逐年下降。

3. 泌尿系统老化与中老年疾病谱 见图 5。

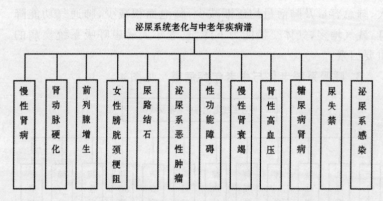

图 5 泌尿系统老化与中老年疾病谱

六、内分泌系统老化与中老年疾病

1. 激素的作用 内分泌腺包括肾上腺、胰腺、甲状腺、甲状旁腺、性腺和松果体等。内分泌腺分泌的生物活性物质,就是人们所熟悉的激素(或称荷尔蒙),激素的作用如下。

(1)调节蛋白质、脂肪、碳水化合物和水盐代谢,参与维持内环境稳定。

(2)促进细胞分裂、分化,参与生长、发育、成熟和衰老等生命过程。

（3）影响神经系统的发育和活动，调节学习、记忆和行为等生命活动。

（4）促进生殖器官的发育和成熟，影响生殖过程。

（5）与神经系统相互配合，调节机体功能，以适应内、外环境的变化。

总而言之，内分泌腺是一个非常复杂的功能调节系统，是人体内不可或缺的重要的精密仪表，尽管各种激素的量微乎其微，但它对人体的作用却是相当巨大的。各种激素的多与少都会引起疾病，各种激素之间不协调、不平衡也会引起疾病。

2. 老年人各种激素的变化

（1）生长激素逐渐减低。

（2）促性腺激素、促卵泡激素、促黄体生成素男女均升高，尤其女性高于男性。

（3）促甲状腺素逐渐升高。

（4）女性甲状腺素逐渐降低，随年龄的增长男女三碘甲状腺原氨酸逐渐降低。

（5）甲状旁腺激素逐渐升高，老年妇女可出现甲状旁腺功能亢进。

（6）女性性激素（雌三醇）明显降低，男性性激素（睾酮）明显降低。

（7）皮质激素男女均明显降低。

（8）胰岛功能减退，胰岛素分泌下降，又可导致胰岛素抵抗。

（9）褪黑激素也相应减少。

3. 内分泌系统老化与中老年疾病谱　见图 6。

七、代谢系统的增龄改变与中老年疾病

1. 脂代谢　血清总胆固醇随年龄的增长而逐渐升高，低密度

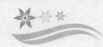

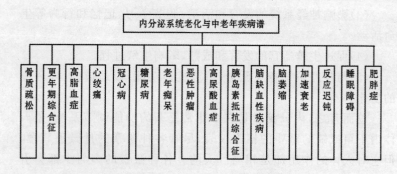

图 6 内分泌系统老化与中老年疾病谱

脂蛋白(坏胆固醇)、三酰甘油、卵磷脂、游离脂肪酸也有不同程度升高。但是,高密度脂蛋白(好胆固醇)却随年龄的增长而降低,因此,易患动脉粥样硬化。

2. 糖代谢 由于胰岛及胰岛素功能随年龄的增长而逐渐减退,因此血糖水平也随年龄的增长而逐渐升高。50 岁出现糖代谢障碍者为 16%,70 岁者糖代谢障碍为 25%。

体内过剩的葡萄糖,一部分转化为脂肪贮存于体内,另一部分与蛋白质发生非酶促糖化反应,生成一种不可逆的"老化型糖化终末产物",这种产物沉积在细胞质内,可导致细胞变性和死亡。

3. 蛋白质代谢 人血白蛋白水平随年龄的增长而逐渐下降,而球蛋白水平却随年龄的增长而逐渐升高,结果白蛋白/球蛋白比例倒置,70~79 岁时白蛋白/球蛋白=1.02±0.02。

4. 脂代谢障碍与中老年疾病 脂代谢障碍时引发的中老年疾病包括:①高脂血症;②动脉粥样硬化;③冠心病;④高血压;⑤肥胖症;⑥脑血管病;⑦脂肪肝;⑧促使癌症发生。

5. 糖代谢障碍与中老年疾病 糖代谢障碍引发的中老年疾病有:①糖尿病;②高胰岛素血症;③高血糖症;④高三酰甘油血症;⑤动脉粥样硬化;⑥冠心病;⑦高血压;⑧肥胖症;⑨脑卒中;

⑩高尿酸血症;⑪微小动脉痉挛;⑫脂肪肝;⑬癌症。

6. 蛋白质代谢障碍与中老年疾病　蛋白质代谢障碍引发的中老年疾病如下:①低蛋白血症(水肿);②贫血;③营养不良;④免疫力下降可引发感染性疾病;⑤自身免疫性疾病;⑥结直肠癌;⑦胰腺癌;⑧肾癌;⑨前列腺癌。

7. 自由基代谢障碍与中老年疾病谱　见图7。

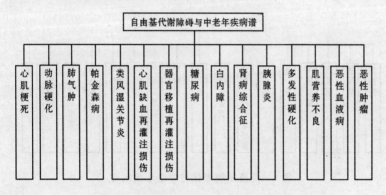

图 7　自由基代谢障碍与中老年疾病谱

八、免疫系统老化与中老年疾病

免疫系统具有免疫功能,而免疫功能就是人体内部存在的抵抗疾病的能力,如特异性抗体等;还包括免疫器官,如骨髓、胸腺和淋巴结等。

1. 免疫器官　人的胸腺到 20 岁前后即开始萎缩,至老年期胸腺会全被脂肪组织所代替;胸腺合成的胸腺素也随年龄的增长逐渐减少,体液免疫和细胞免疫功能下降,人体也逐渐衰老。

2. 免疫细胞　具有免疫功能的 T 细胞数在 20～30 岁时开始下降,到 70 岁 T 细胞和 B 细胞进一步减少,而 NK 细胞数减少,活性下降,免疫细胞功能减退,老年人 T 细胞的增殖功能只有青壮年的 50％。因此,老年人容易患自身免疫性疾病,而细胞毒性 T 细胞功能减弱,又与癌症高发有关。

3. 免疫分子 淋巴细胞转化率降低,T 细胞分泌白介素-2、3 和粒细胞巨噬细胞集落刺激因子减少,血清 IgG、IgA 均升高。

4. 免疫系统老化与中老年疾病谱 见图 8。

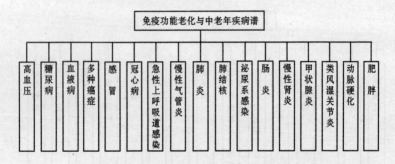

图 8 免疫系统老化与中老年疾病谱

九、生殖系统老化与中老年疾病

1. 女性生殖系统 更年期女性生殖系统已经有明显退化,生殖器官随年龄的增长而逐渐萎缩,大阴唇及阴阜皮下脂肪减少,弹力纤维消失,组织松弛;阴毛逐渐减少、变白,小阴唇和阴蒂缩小或消失;阴道黏膜变薄,弹性降低,阴道变窄,阴道内 pH 上升,故易患阴道炎;子宫及宫颈萎缩。卵巢功能退化,分泌的雌激素减少,而促性腺激素、促卵泡激素、促黄体生成激素和促肾上腺皮质激素升高,导致内分泌功能失调。

2. 男性生殖系统 男性随着年龄的增长,睾丸组织逐步萎缩,50 岁开始血清总睾酮和游离睾酮水平下降,后者每年以1.2％的速度下降,会发生内分泌紊乱而导致男性更年期。

3. 生殖系统老化与中老年疾病谱 见图9。

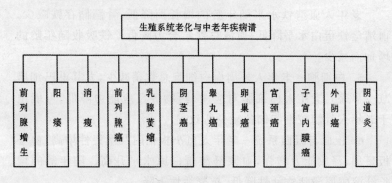

图9 生殖系统老化与中老年疾病谱

十、血液系统老化与中老年疾病

1. 淋巴组织 人体内的淋巴结、胸腺、脾脏及扁桃体的淋巴组织随年龄的增长而萎缩,其自身重量减轻,功能也发生改变。由于胸腺退化而导致 T 细胞减少,尤其进入老年期呈进行性减少。细胞免疫功能也随年龄的增长而减退,尤其免疫球蛋白水平不稳定。

2. 骨髓 骨髓随年龄的增长逐渐被脂肪组织所代替。60 岁以后骨髓脂肪可增至 42％,70 岁以后骨髓脂肪可增至 61％,80 岁以后可增至 76％,70 岁以上老人骨髓造血组织减少 50％以上。

3. 造血干细胞 随年龄的增长干细胞的增殖、分化能力逐渐减弱。红系祖细胞和粒-单系细胞也随年龄的增长而逐渐减少。

4. 红细胞和血红蛋白 老年人外周血血红蛋白及血细胞体积的平均值随年龄的增长而逐渐下降。60 岁以后男性平均血红蛋白值为 12.4～14.9 克,女性平均血红蛋白为 11.7～13.8 克。红细胞平均体积随年龄的增长而有增加,红细胞体积分布宽度也

有增高。

老年人血清铁水平随年龄的增长而降低,骨髓储存铁减少,血清运铁蛋白水平降低,血清总铁结合力降低。铁吸收随年龄的增加而减少。

5. 白细胞 老年人外周血白细胞总数稍减少,尤其淋巴细胞减少显著。老年人白细胞对应激、药物等反应能力降低,可能由于老年人骨髓粒细胞储备减少所致。

6. 止血与凝血系统 老年人血小板粘附及聚集性增高,血小板聚集,释放能力增强,血浆纤维蛋白原水平升高。随年龄的增长纤溶酶原激活物活性降低,抗凝活性下降。

7. 红细胞沉降率(血沉) 随年龄增长血沉逐渐增加,男性正常值为5～15毫米,女性正常值为5～20毫米。50岁以后血沉正常值男性为20毫米,女性为30毫米。血沉高低主要取决于血浆纤维蛋白原水平,因为老年人血浆纤维蛋白水平增高。其次,丙种球蛋白增高及高脂血症也可使血沉增快。

8. 血液系统老化与中老年疾病谱 见图10。

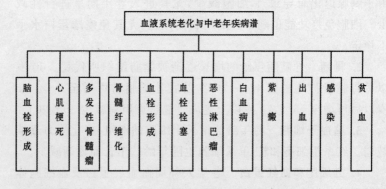

图 10 血液系统老化与中老年疾病谱

十一、体征和体表老化与中老年疾病

1. 皮肤及毛发 老年人皮肤干燥、脱水、弹性降低、皮下脂肪含量减少，细胞内水分减少，胶原纤维和弹性纤维减少，导致皮肤松弛，皱纹增多，细胞内壁出现脂褐素沉着而出现斑点、斑块，即老年斑。老年人毛发因血供不足，缺血缺氧，导致毛发变细，脱落，由于黑色素合成障碍而出现毛发、胡须变白。

2. 骨骼 骨骼中有机物减少，而无机物过度沉着，骨骼流失导致骨质疏松变脆，易发生骨折。随年龄的增长骨质逐渐增生，如腰椎、颈椎及各个关节常可出现骨刺而导致活动受限。

3. 肌肉 肌肉和韧带随年龄的增长而逐渐萎缩，失去韧性和弹性，导致老年人步态缓慢。体内脂肪堆积，尤以腹部和腰部最明显，而体重又随年龄的增长而减轻，皮脂腺萎缩，皮下脂肪减少，色素沉着，导致皮肤干燥，脱屑。

4. 皮肤、骨骼、肌肉老化与中老年疾病谱 见图11。

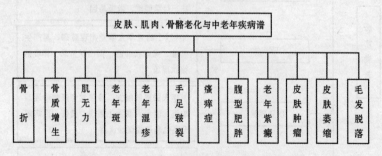

图 11　皮肤、肌肉、骨骼老化与中老年疾病谱

十二、感觉器官老化与中老年疾病

1. 眼　随年龄的增长,眼睫状肌调节功能逐渐减弱,晶状体弹性也逐渐减小,导致眼的前后径变短,在 50 岁时调节力平均下降到 1 届光度,视物时必须移远(增加距离)才能看清楚。随年龄的增长这种状态越加明显,此谓"老花眼",医学上称为远视。随着年龄的增长晶状体逐渐浑浊,导致白内障。

2. 耳　老年人由于动脉硬化,血流减慢减少,使耳蜗中的毛细胞的听觉感受器功能减退,造成老年人出现耳鸣、耳聋。

3. 感觉器官老化与中老年疾病谱　见图 12。

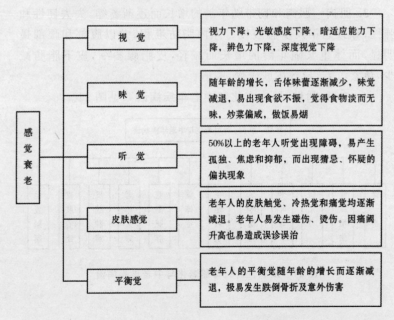

图 12　感觉器官老化与中老年疾病谱

十三、老年人的认知及适应能力变化

人的大脑约有 140 亿个细胞,每小时只有 1 000～1 200 个脑细胞衰老死亡。人若能活到 100 岁也只有 10 亿脑细胞死亡。因此,脑细胞仍有巨大而潜在的开发可能。老年人与青年人相比,智力各有优势,不能简单认为老年人的智力像体力一样衰退和老化(图 13)。

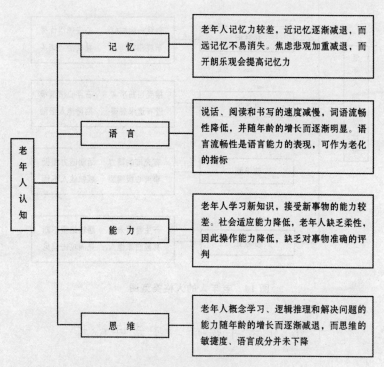

图 13　老年人认知能力老化

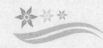
十四、老年人的适应与人格

Reichard 等在研究退休生活的适应中,提出老年人有以下 5 种人格类型(图 14)。

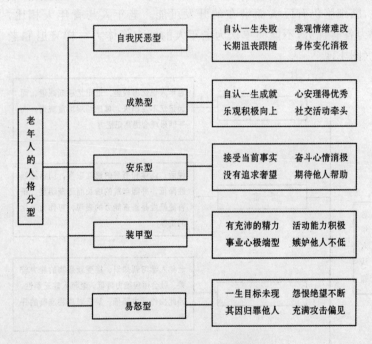

图 14　老年人的人格类型图

十五、中老年疾病与中老年心理

老年增龄与老年老化在同时进展,但在增龄过程中,人的老化速度和疾病却因人而异。世界卫生组织对人口的划分提出新的标准,即 44 岁以下为青年人;45～59 岁为中年人;60～74 岁为年轻的老年人;75～89 岁为老年人;90 岁以上为长寿老人。

人是社会的人,各种社会因素、心理因素和身体因素等复杂地交织在一起,对不同人群产生不同影响:有的未老先衰,有的人虽已 80 岁高龄仍具有创造的活力。良好的生活环境,健康的心理状态,有助于延缓人的躯体衰老,减少疾病的发生或使原有疾病治愈。

在长期沮丧或精神压抑的阴影之下,人的生理功能将产生消极变化,身体免疫功能下降,抗病能力降低,可导致多种疾病的发生(图 15)。

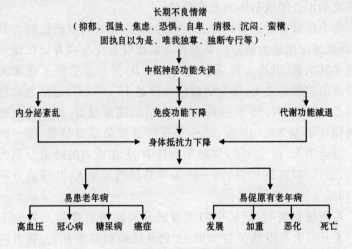

图 15 中老年疾病与中老年心理(不良情绪)

凡是拥有积极的人生观,对未来抱有希望,有充足的精力,奋进的精神,忘记年龄的人,往往会使自己的身体更加健康,晚年生活更加精彩。

不同的抉择势必造就出不同状态的老化过程,决定了一个人是被动的老化,还是主动的老化。而后者必定经由刻意创造而来。越是进入老年,快乐、健康的心理主动权就更多地掌握在自己的手中。积极的生活态度、健康的心理就是一剂延缓衰老的良药。

十六、老龄化与老年智力

智力包括人的注意力、观察力、想象力、记忆力、思维力、实际操作力和社会适应力等。智力的核心是思维力。美国的心理学家韦克斯勒说:"智力是人有目的行动、合理思维和有效地处理周围环境的汇合的或整体的总能量。"

智力随着年龄的增长有着一定的关系,尤其初级记忆能力较好,而次级记忆能力较差。如患有心脑血管系统疾病者记忆能力衰退尤其明显,但作为健康老年人的智力,并非像有些人想象的那样衰退。研究表明,知觉的最佳年龄是 10～17 岁;记忆力最佳年龄是 18～29 岁;35 岁达最高峰,以后则逐渐减退;比较及判断力最佳年龄是 30～49 岁;动作及反应速度最佳年龄是 18～29 岁。而老年人,在 50～69 岁的年龄段中,上述能力的峰值分别为76％、83％、87％及 92％,70～89 岁年龄段的老年人,其峰值分别为:46％、55％、67％、71％。

最新研究表明,记忆中的语言成分和抽象思维能力并非下降。尤其后天获得的又与知识、文化及经验积累等有关,智力随年龄的增长不单不下降,反而逐渐增强。老年人的注意力、记忆力和动作反应能力随年龄增长而逐渐减退,但其思维能力,尤其抽象思维能力并非随着年龄的增长而逐渐减退。

应当指出的是,老年人记忆力下降,并不能表示老年人的综合智力的退行性改变,而是反映了老年人人格的改变。

十七、老龄化与老年意识

老年人各系统老化并不是各系统同步同程度的弱化、衰化、病化过程。而是老年人的身心继婴幼、童年、幼年、青少年、壮年、中年之后的继续发生发展的一个过程。这漫长的老化过程又由于先天的基因、性别、种族、年龄,还有后天的教育、社会地位、文化、婚姻、经济收入、身心健康及原有疾病等诸多因素,影响着每个人每个系统的老化速度与老化程度。老年人的心理变化和生理老化,有共性也有个性,这种差异又明显地表现在老化层面上。每位老年人都具有很大的主动性和选择性。

随着年龄的增长,老年人将产生相应年龄段的自我认识,而老年期出现老年意识是非常正常又非常自然的过程。共性的认识是,当自己认为自己老了,丢东忘西、耳聋眼花、步履维艰、老态龙钟、傻吃多睡、对伴侣和子女产生较强依赖感,对未来的愿望发生很大的变化,爱好减少,缺乏生活兴趣,感到自己对社会没有贡献,给家庭和子女带来负担,于是就产生了老年意识。老年人一旦产生强烈而持续的依赖感、无用感、无力感、不安全感,甚至产生死亡感,就意味着老年意识的形成。

造成老年意识形成的因素很多,其中包括:①体力衰退;②社会活动减少;③体育活动减少;④思维能力减弱;⑤患有慢性疾病;⑥社会适应力减弱;⑦挫折容忍力减弱;⑧心理素质降低;⑨个性人格脆弱;⑩心理发展水平不均衡等。

老年意识的形成主要是由内在因素导致的,外在因素极少。而内在因素中,对待自身的身体态度、对待疾病的态度、对待生活中各种事件的态度、对未来生活目标的选择等与自身人格特征和心理素质相关的因素尤为关键。

有资料表明,在 65～69 岁的老年人中,仍有 50% 以上没有老年意识。而没有老年意识的人明显比有老年意识的人的生活态度更为主动、积极、向上。忘记年龄就是老年人一种积极生活态度的反应,这对延缓老化有极其重要的作用,也是防治衰老的良药。

十八、老龄化与老年性问题

有关老年人的性问题,社会上普遍持消极否定的态度。满头白发的老夫妻,手牵着手一起漫步的情景,被人们视为温馨、幸福的表现。然而,这对老夫妻关起门来"做爱的事",人们又会用什么眼光看待呢?

老年人对性的要求长期以来一直不受重视,甚至被刻意压抑,如果常念着这件事,就会被视为"老色狼""老不修",男人如此,女人就更不用提了,人们似乎认为老年人没有性的欲望才是正常的。

事实上,性绝对不是老年人的禁忌,虽然男人的性反应随年龄的增长而衰退,但一直到80岁仍会保持。专家指出,凡是在15分钟内走完1 000米路或上20阶楼梯之后,不感到胸部不舒服或能骑自行车的人,应该都可以适应性生活。

适当的性爱有益于健康,美好的性生活对衰老有意想不到的缓解和抑制作用(图16)。除了有益于身体健康之外,性爱也可以提高生活质量,因为性爱是一种能力,也是一种享受。性爱生活可以有三个层面,即生理的、心理的、心灵的,性爱关系发生在这三个层面上,其质量和感觉是不相同的。

性专家建议,老年人的性行为要遵循"情、舒、慢、轻、缓"五原则(图17)。

其实,老年人的性爱量力而行很重要,能做到什么程度,就算什么程度,不要设定很高的目标,在这种前提下,真正不能从事性行为者,只是重病人。

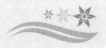

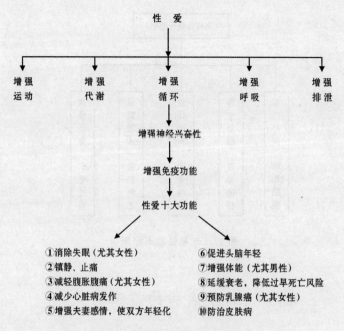

图 16 老年人性爱十大功能

　　至于配偶不幸过世或已离异的老年男女，有性欲是正常的，不要觉得是罪恶，自慰也是一种解决之道，或者勇敢一些，冲破子女、社会的偏见，积极结交异性朋友也未尝不可，不要长期过着"无性生活"。

　　老年人不要放弃自己追求性的权利，社会大众也应当以更健康的、自然的心态看待，每个人都会变老，都可能会面对这个晚年的大问题。

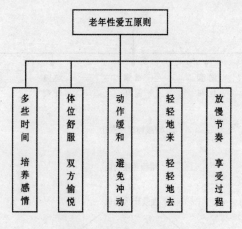

图 17　老年性爱五原则

十九、老年疾病的临床特点

老年疾病并非老年人特有的疾病,而是老年人容易罹患的疾病,可分为两类:一类多发生在老年期,由于组织器官老化引起的疾病,如老年痴呆、老年白内障、老年性耳聋、老年性骨质疏松等;另一类老年人可多发的疾病,这些疾病也可以发生于任何年龄的人群,如恶性肿瘤、心脏病、糖尿病、高血压等。老年疾病临床特点有 8 个"不",见图18。

1. 发病日期不明确　许多老年疾病大都说不清楚什么时候发生,多在不知不觉中发生,如高脂血症、高尿酸血症、动脉粥样硬化等。这些老年疾病未必是在老年期发生的,很可能起病于中青年,甚至起病于少年。因此,大多老年病程都较长,如老年女性原发性骨质疏松症,骨钙流失往往在更年期,但没有症状,直到绝经后才出现症状,经历了慢性病程。

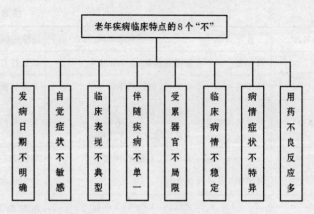

图18 老年疾病的临床特点

2. 自觉症状不敏感 由于老年人的应激功能下降,对疾病的反应性降低,对疾病表现不敏感。有相当一部分老年人患恶性肿瘤时,发现时已属晚期,失去最佳治疗时机。

3. 临床表现不典型 老年疾病常常无典型性表现,或完全不表现出本病具有的典型症状。如慢性肾功能不全者,尿、血化验检查可以完全正常,而仅出现贫血;肺炎者不发热、不咳嗽、不咳痰,外周血象白细胞不高,或仅表现腹部疼痛;肺癌者无咳嗽、无咯血、无胸痛,或仅表现疲乏力无;泌尿系感染者不仅无尿急、尿频、尿痛,也无发热、无腰痛,外周血白细胞计数不升高,见表1。

表1 老年病临床表现不典型及误诊疾病

疾病名称	首发表现	不典型表现	误诊疾病名称
肺 癌	腰背痛	无咳嗽、无咳痰、无咯血	骨质增生
	偏 瘫	无胸痛	脑梗死

疾病名称	首发表现	不典型表现	误诊疾病名称
慢性肾功能不全	贫血	尿常规正常、血生化正常	缺铁性贫血
	抑郁	尿素氮、血肌酐正常	神经官能症
泌尿系感染	突发精神错乱	无尿急、无尿频、无尿痛	老年精神病
		无血细胞升高、无腰痛	
糖尿病	手足发麻、全身瘙痒	无口渴、无多饮、无多食	脑供血不全
		无多尿	老年瘙痒症
肺结核	体重减轻	无低热、无咳嗽、无胸痛	甲状腺功能亢进
		结核菌素试验阴性	
心肌梗死	全身无力、嗜睡、厌食	无心前区痛、无胸痛	老年抑郁症
		无呼吸困难	
充血性心力衰竭	下肢水肿	无其他表现	营养不良
帕金森病	行动缓慢	可跌倒	脑动脉硬化
抑郁症	消瘦	无其他表现	精神官能症
肺栓塞	抑郁	无其他表现	动脉硬化
短暂性脑缺血发作	精神错乱	无其他表现	脑动脉硬化
甲状腺功能亢进	心房纤颤	无突眼、无甲状腺肿大、无食欲亢进、无大便次数增多、厌食	冠心病
甲状腺功能减退	心律失常	精神错乱、贫血	心肌病

4. 伴随疾病不单一 老年人往往是多种疾病并发,多组织多器官受累。国外有报道 65 岁以上的老年人,平均患 11 种疾病,最多可同时患有 25 种疾病。国内有报道:60～69 岁组平均每例

患独立疾病 7.5 种,70～79 岁组为 7.8 种,80～89 岁组为 9.7 种,90 岁以上为 11.1 种。如一位老年人,患有心脏病、动脉粥样硬化、高血压、糖尿病、慢性肾功能不全、脑梗死、静脉血栓形成等,甚至同一器官也可同时患有几种疾病,如同一老年人同时患有肺炎、肺结核、肺纤维化、肺栓塞、肺气肿、肺不张等。

5. 受累器官不局限 老年人的各器官功能均随年龄的增长而逐渐减退,机体对外界致病因素刺激的防御能力降低,即使某一器官发病,极可能累及其他一个或几个器官,故老年疾病并发症多。多种疾病并存的互相作用,严重时可诱发老年多器官功能衰竭。

6. 临床病情不稳定 老年人由于免疫功能的应激能力降低,一旦发病,病情极不稳定,可迅速发展,骤然变化,甚至突然死亡。

7. 病期症状不特异 老年人由于中枢神经功能减退,患任何一种疾病时,都可能出现精神神经系统表现,如谵语、错乱、淡漠,或出现焦虑、抑郁。

8. 用药时可出现不良反应 老年人随年龄的增长,肝脏对药物的代谢功能逐渐下降,老年人的肾功能也随年龄的增长而减退;老年人血液循环缓慢,肾血流量减少,对药物排泄减少,老年人用药种类多,疗程长,多种药物的不良反应叠加,因此,老年患者进行药物治疗时可出现各种不同程度的不良反应。接受一种药物治疗的不良反应发生率为 10.8％,而同时接受 6 种以上不同药物治疗时,药物不良反应的发生率可高达 27％。

二十、老龄化与老年病的关系

1. 老龄化与高血压的关系 2010 年我国第六次人口普查数据推算,约每 2 个老年人中就有 1 人患有高血压。

2. 老龄化与脑卒中的关系 我国脑卒中的患病率呈直线上

升趋势。从 40 岁开始脑卒中的发病率明显上升,老年组脑卒中患病率是 50 岁组的 4.8～11.5 倍。

3. 老龄化与冠心病的关系 冠心病是严重威胁老年人健康的疾病。本病出现症状或致残、致死后果多发生在 60 岁以后的老年人,男性发病早于女性。在我国,本病近年来呈迅速增长趋势。

4. 老龄化与糖尿病的关系 20 世纪 50～60 年代,我国糖尿病的患病率居于一个较低的水平,此后,随着人口老龄化的发展、饮食结构的改变、人们体力活动减少,以及其他患病因素的增多,糖尿病患病率逐年增高,50 岁以上的人糖尿病患病率为 10%,我国现有糖尿病患者约 2 000 万人。全世界约有 2 亿糖尿病患者。

5. 老龄化与恶性肿瘤的关系 我国恶性肿瘤患病率一直呈上升趋势。20 世纪 70～90 年代的 20 年,恶性肿瘤死亡率上升了 29.42%,2000 年我国恶性肿瘤患病人数约 180 万,2010 年又上升到 210 万。其中,肝癌、胃癌及食管癌等死亡率居高不下的同时,肝癌、大肠癌及乳腺癌等又呈显著上升趋势,尤其农村恶性肿瘤死亡率的上升速度明显高于城市。我国每年用于恶性肿瘤患者的医疗费用高达百亿元。

6. 老龄化与老年痴呆的关系 老年痴呆又称阿尔茨海默病。是一种原因不明,表现为智力和认知功能减退和行为及人格改变的进行性退行性神经系统疾病。我国 2005 年老年痴呆患者为 598 万,到 2020 年将达到 1 020 万,到 2040 年达 2 250 万患者,我国将成为老年痴呆第一大国。

二十一、老年合理用药

1. 影响老年药物吸收的五因素 老年人日常用药治疗疾病,大多数老年人都通过口服给药,经胃肠道吸收后进入血液循环,到达患病器官或组织才能发挥药效,但随着年龄的增长胃肠出现

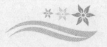

老化改变,直接影响药物的吸收。

影响老年人药物吸收的五大因素如下。

(1)胃酸分泌减少:胃液随年龄的增长而明显减少,由于老年人胃酸分泌减少,胃内 pH 升高,导致药物转化减少,血中药物浓度降低而影响药物吸收。

(2)胃排空速度缓慢:老年人胃黏膜萎缩,肌肉减少,导致胃肠蠕动减慢,胃排空速度卜降,延长药物到达小肠的时间,使药物吸收减慢。

(3)胃黏膜老化:由于肠道黏膜老化,影响药物转化和代谢导致吸收率下降。

(4)胃肠血流减少:胃肠道血流量随年龄的增长而减少,为40%～50%,导致肠道药物吸收率下降,肠道内液体减少,使药物分解度下降,药物在肠道内吸收时间延长。

(5)给药途径:由于老年人肌肉组织血流减少,导致血液循环较差,导致肌内注射药物吸收较慢,延长药物起效时间。

2. 老年用药五原则

(1)有益原则:老年人用药必须权衡利弊,要遵循有益原则,以确保用药对患者有益,能改善老年患者预后,绝不能增加病死率。

(2)5 种药物原则:同时应用少于 5 种药,不良反应发生率为4%,而超过 5 种以上者,不良反应发生率为 10%～54%。

(3)小剂量原则:老年人应用药物后,可能出现较高的血药浓度。开始应用时只给成人剂量的一半,称半量原则,有些药物给老年人时要更小剂量(成人的 1/5～1/4)或 3/4 剂量,以防止不良反应。

(4)暂停用药原则:给老年人用药期间,应密切观察。当服药过程中疑有药物不良反应时,应停药一段时间,停药受益可能多于加药受益。

(5)择时原则:给老年人用药应选择最合适的用药时间进行

治疗,以提高药效和减少不良反应。

3. 老年药物不良反应 药物不良反应是指在正常剂量的药物用于预防、诊断、治疗疾病或调节生理功能时,出现的有害的和与目前用药目的无关的反应。

我国每年 5 000 万住院患者中,至少有 250 万人入院与药物反应有关,其中重症药物反应为 50 万人,死亡 19 万人。老年人的药物不良反应比成年人高 3 倍以上,在药物不良反应致死的病例中,老年人占 50% 以上。

老年人药物不良反应的临床特点如下。

(1)不良反应发生率高:老年人不良反应发生率高与年龄、性别、肝胃功能、疾病种类、用药种类、治疗时间、用药依从性有关,男性为 18.91%,女性为 29.96%。

(2)不良反应程度重:老年人因药物不良反应而住院为 10%～20%,成年人仅为 3%。

(3)不良反应表现特殊:潜伏期长,表现为低血糖、低钾血症。五联症有:精神症状、跌倒、大小便失禁、不想活动、丧失活动能力。

(4)不良反应死亡率高:老年人不良反应重度多见死亡率高。

(5)多数预后良好:多数老年人停药后给予对症治疗预后多良好。

二十二、老年营养需求

老年人的生理特点决定老年人对饮食和营养的特殊要求,人体所必需的营养素有蛋白质、脂肪、碳水化合物、矿物质、维生素、水六类。老年人营养需求见图 19。

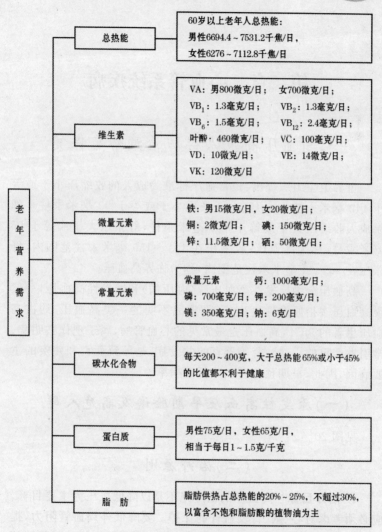

老年营养需求

总热能 —— 60岁以上老年人总热能：
男性6694.4～7531.2千焦/日，
女性6276～7112.8千焦/日

维生素 —— VA：男800微克/日；　女700微克/日；
VB$_1$：1.3毫克/日；　　VB$_2$：1.3毫克/日；
VB$_6$：1.5毫克/日；　　VB$_{12}$：2.4微克/日；
叶酸：460微克/日；　　VC：100毫克/日；
VD：10微克/日；　　　VE：14微克/日；
VK：120微克/日

微量元素 —— 铁：男15微克/日，女20微克/日；
铜：2微克/日；　　碘：150微克/日；
锌：11.5微克/日；硒：50微克/日；

常量元素 —— 常量元素　　　　钙：1000毫克/日；
磷：700毫克/日；钾：200毫克/日；
镁：350毫克/日；钠：6克/日

碳水化合物 —— 每天200～400克，大于总热能65%或小于45%
的比值都不利于健康

蛋白质 —— 男性75克/日，女性65克/日，
相当于每日1～1.5克/千克

脂肪 —— 脂肪供热占总热能的20%～25%，不超过30%，
以富含不饱和脂肪酸的植物油为主

图19　老年营养需求图

第二章　心血管系统疾病

一、高血压高危人群防治策略与保健

世界卫生组织提出:正常血压标准为成人的收缩压小于或等于 140 毫米汞柱(mmHg),舒张压小于或等于 90 毫米汞柱。如果成人收缩压大于或等于 160 毫米汞柱,舒张压大于或等于 95 毫米汞柱,称为高血压;收缩压在 141～159 毫米汞柱范围内,舒张压在 90～94 毫米汞柱范围内,称为临界高血压。

高血压分为原发性高血压(高血压病)和继发性高血压,一般说高血压多指原发性高血压,即病因不明的一类高血压,约占高血压患者的 95%,高血压是最常见的心血管病,属于现代文明病。常引发严重的心、脑、肾等器官的并发症,是导致死亡和残疾的主要病因,因此,早期预防可以降低发病率。

(一)原发性高血压早期脸谱及高危人群

见图 20。

(二)治疗原则

1. 治疗目标　高血压的治疗绝不是以降低血压为主要目标,应必须考虑对心、脑、肾及血管的保护。要降低外周血管阻力,提高心排血量,保证心脑血液供给,保护肾功能,严防低血压晕倒等反应。

2. 治疗原则　高血压治疗要注重个体化,因人而异;要缓慢

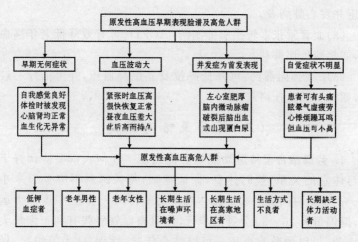

图 20　原发性高血压早期表现脸谱及高危人群

降压,严密观察疗效及不良反应,重视保护心、脑、肾;重视提高生活质量;强调非药物治疗;提倡联合用药;力求应用最小剂量,达到最大化疗效,预防或减少不良反应。高血压患者血压应降至140/90 毫米汞柱以下,高血压合并糖尿病或慢性肾病者,血压最好降至 130/80 毫米汞柱以下,老年期高血压收缩压应降至 140～150 毫米汞柱,舒张压应降至小于 90 毫米汞柱,但不应低于 65～70 毫米汞柱。

3. 非药物治疗　高血压患者要控制饮食,控制体重,防止肥胖,预防糖尿病,戒烟戒酒,坚持适合自己的体育运动,永保平和心态,跳舞、气功和瑜伽等活动有利于降低血压。

4. 药物治疗

(1)利尿药:最常用的有噻嗪类药物,是轻度高血压的基础治疗,宜小剂量应用,注意不良反应,如氢氯噻嗪片。

(2)钙通道阻滞药:是治疗老年高血压的一线药物,适用于高

血压并发心脏病者。

（3）血管紧张素转换酶抑制药（ACEI）：可有效降低老年高血压，如盐酸贝那普利。

（4）β受体阻滞药：可降低卧位及立位高血压，并可治疗心绞痛，如酒石酸美托洛尔片。

（三）防治策略与保健

1. 劳逸结合坚持运动能预防高血压 任何人都要协调好工作与休息的关系，按时休息，保证睡眠，每天睡眠不应少于 7 小时。不要长时间静坐和卧床休息。要坚持天天有轻-中度体力运动，提倡每天 20～30 分钟的步行，使肌肉血管舒张有利于恢复大脑疲劳，可以预防高血压。可以结合年龄、性别、体力等情况，做些慢步走、打太极拳、练气功等运动，也有利于血压的平稳。

2. 少吃钠盐多吃醋能预防高血压 饮食中的钠盐摄入量与高血压发病率关系密切。我国成人每日实际摄入钠盐量为 7～20 克，远远超过生理需要量。研究表明，高血压及糖尿病患者对饮食中的钠盐比其他人群更敏感，每日钠盐摄入量减少 40 毫摩/升（mmol/L），没有不良反应，而 18 个月后抗高血压药物的需要量显著减少，并能预防心肌肥厚、骨质疏松及尿路结石。研究表明，全世界没有任何证据证明每天摄入钠盐少于 5 克有任何不良影响和后果。所以，任何年龄、任何性别、任何时候，每天摄入钠盐 6 克以下是完全必要的健康举措。平均食盐每增加 1 克，收缩压就增加 2 毫米汞柱，舒张压增加 1.7 毫米汞柱。国外研究表明，高血压患者每天喝 15～30 毫升苹果醋饮料，8 周后血压明显下降。因此，在做菜时尽量用醋调味；少吃或不吃快餐，因为多数快餐钠盐含量高；不吃隔夜菜，因为隔夜菜往往咸上加咸，而隔夜菜里不但有钠盐，而且还含有亚硝酸盐，它也是咸的。总之，减少钠盐摄入有利于降压。预防高血压，饮食疗法是一种新型的饮食方式，

饮食结构要求低钠脂肪、低胆固醇、高纤维、高蛋白、高钙离子、高镁离子和高钾离子。即"二低五高"饮食。

3. 改变饮食结构 任何人要做到饮食有节制,以素食为主,少食多餐,应减少高热能、高脂肪、高胆固醇、高盐饮食。多数老年人合并有脂类代谢紊乱,它又是冠心病的独立高危险因素。研究表明,单纯以增加蔬菜和水果同时减少脂肪的摄入量,血压下降明显。因此,预防高血压应多吃蔬菜和水果,尤其应多吃含钾盐多的蔬菜,如豆类、西红柿、芥菜、木耳、西瓜等,钾盐可阻止血压升高,有利于控制血压。研究显示钙摄入不足与血压升高有关,因此老年人增加钙的摄入有降压作用。低镁也可导致血压升高。因此,老年人应多吃富含钙镁的食物,如牛奶、乳制品、小鱼、大豆制品等都含钙质,而杏仁、腰果及紫菜含镁较高。

4. 戒烟戒酒,适量饮茶能预防高血压 香烟中含有尼古丁,可促进三酰甘油的合成,使血中总胆固醇和低密度脂蛋白增高。香烟这东西,只要吸一口,就会造成血压上升,尤其对已患有动脉硬化的患者,吸烟很可能是导致脑梗死、心绞痛、心肌梗死发作的导火索。所以,预防高血压必须戒烟,何时戒烟都不迟。

饮酒过量,就会造成热能摄入过多,血中三酰甘油升高,高密度脂蛋白(好胆固醇)减少。酒精已被确认是高血压的发病因素,血压与每日饮酒呈正相关。所以,预防高血压必须戒酒,而且何时戒酒都无商量。世界卫生组织郑重声明:"少量饮酒有益健康的说法,无科学根据。酒精是仅次于烟草的第二杀手。"

高危人群适当饮清淡之茶有益无害,且能预防高血压。

5. 控制体重防止肥胖 肥胖与高血压呈正相关,肥胖是导致血压升高的重要高危因素。肥胖还可诱发高脂血症、糖尿病、冠心病、脑卒中,肥胖是"万病之源"。

肥胖的主要原因包括:吃得多,运动少,遗传因素,精神因素及内分泌失调。而贪食和吃零食是肥胖的祸根。多吃鱼,少吃肉,多吃热能低的蔬菜和海藻、菌类,多摄入膳食纤维,不仅能减肥,而且还能预防高血压、糖尿病等生活方式病。

三酰甘油是在夜间生成的,因此,晚饭少吃一点,只吃八成饱,控制热能的摄取,便能预防高血压。

6. 学会减压 加拿大科学家给高血压患者进行 10 小时个体化的减轻精神紧张治疗。结果发现,收缩压下降幅度值与心理压力的减压呈正相关,与易怒性格的改变亦呈正相关。因此,个体化减轻精神压力可使非卧床血压下降。

7. 多做深呼吸有助于缓解高血压 美国科学家指出,每天用几分钟的时间深呼吸,有助于缓解高血压。因为人们的呼吸频率可能对血压有重要影响,而深呼吸对身体分解体内的盐分产生影响,据说慢慢地呼吸有可能改变人体的血压及肾调节体内盐分的方式。

8. 多听音乐能稳定血压 多数研究认为,高血压与病前性格有关系,如容易焦虑、激动、冲动、求全责备等易患高血压。而轻盈、镇静、柔和的音乐能使人身心放松,有利于缓解机体紧张状态,从而稳定血压。

音乐可选择平稳、松弛、安静、优美类。如舒伯特的《摇篮曲》《欢乐颂》,舒曼的《梦幻曲》,奥芬巴赫的《船歌》,中国古曲《春江花月夜》,阿炳的《二泉映月》等,以不超过 70 分贝的音量,每天1~2 次,每次 30 分钟。

9. 保持健康心态能预防高血压 心理是对感觉、记忆、思维、情感、意志、气质、能力和性格等心理想象的总称。血压平静的人能宽厚待人,乐观豁达,心情愉悦,对生活充满着美好的憧憬。这种良好的健康心态,有利于机体各系统功能正常,血压稳定。

学会有效地消除紧张和压力,不要让压力累积是非常重要的能力。压力之所以会使血压升高,是由于交感神经系统在发挥作用。如果精神上很平静,让身心能够获得放松,血压自然不会升高。

10. 改善生活方式 成人原发性高血压可能自儿童期即开始,而一级高血压预防强调的是人的行为,特别是年轻人,有一个有效的全面的人群防治策略,是可以阻止血压随年龄增长而上升的,甚至能够更好地阻止心脑血管并发症的发生率和死亡率。高危人群防治策略,主要是改善生活方式为基础,如多吃蔬菜、水果、低脂奶制品、低脂和低饱和脂肪酸饮食。饮食中脂肪含量过高可使血脂、血压和血糖升高。因此,适当补充鱼油,推荐脂肪摄入量应小于总热能 25%,胆固醇摄入量应<200～300 毫克/日,尤其限制动物脂肪的摄入。

11. 加强对健康保健价值的认识 高血压高危人群除了安定期健康体检,还应该掌握自测血压,这可对高血压患者的最初评价及监测治疗提供更有价值的信息。目前公认的家中血压正常高限≥130/85 毫米汞柱,但家中使用汞柱血压计不方便,建议应用电子血压计更适于家庭使用。

12. 提高高危人群对高血压常识的认识 提高全民对高血压的知晓率、治疗率、控制率,做到及早发现和有效治疗。同时积极开展大规模人群普查,对高血压患患者群的长期监测、随访,掌握流行病学的动态变化对本病的预防有十分重要的意义。

13. 平衡膳食 应选择低脂肪、低胆固醇、低盐、高维生素、高钙、高钾饮食,食用新鲜蔬菜、水果,适当补充蛋白质,避免过饱,少食多餐,戒烟戒酒及刺激性饮料。

14. 坚持体育运动 坚持体育运动能提高心脑血管适应调节能力,稳定血压,防止心脑并发症的发生发展,可选择低或中等强度的有氧体育运动,如慢跑、游泳、步行,每周 3～5 次,每次 30～40 分钟。

15. 保持大便通畅 高血压患者应防止大便干燥,因为用力排便可使血压升高,也易引发心脏病变,应养成每日早晨或早饭后排便习惯。

16. 注意防暑保暖　酷热天气应注意防暑,可预防心脑并发症,冬季则要防寒保暖,可避免血压升高。

17. 加强安全意识　高血压患者活动范围应无障碍物,地面保持干燥,防止跌倒,厕所应有扶手;洗澡时,水温不可过高,以防血压骤升,引发心脑病。

(四)预防高血压三字经

动为纲,步常常,控热能,肥胖防。

起居处,有阳光,要早起,睡硬床。

睡好觉,血压降,少食盐,肾健康。

戒烟酒,多喝茶,会放松,血管通。

多蔬果,音乐听,多食醋,血压平。

晚餐少,热能低,吸收好,保心脑。

原发性,高血压,儿童期,应普查。

高血压,有遗传,年轻人,要防范。

肥胖者,降体重,多运动,血压常。

二、冠心病高危人群防治策略与保健

(一)冠心病早期脸谱及高危人群

见图 21。

(二)治疗原则

1. 心绞痛发作时的救治

(1)发生心绞痛时立即休息:在室外发病要立即蹲下或坐下休息;在室内发病可卧床休息,但要垫高上身。轻症患者休息数分钟后心绞痛可缓解。

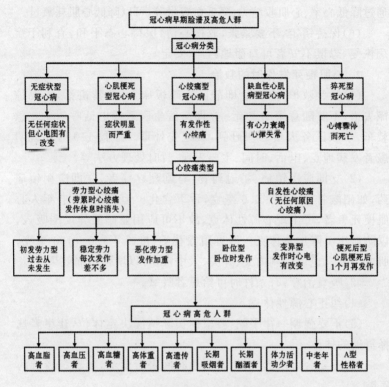

图21 冠心病早期脸谱及高危人群

（2）应用药物：心绞痛较重者，可用硝酸酯类药物，如硝酸甘油0.3～0.6毫克，舌下含化，使药品快速溶解被吸收，1～2分钟即发生作用，用时药不可过量，防止血压降低。

（3）中药治疗：轻症患者平时可用丹参、红花、川芎、蒲黄及郁金等；也可服苏合香丸、苏冰滴丸、宽胸丸及麝香保心丸等。

（4）吸气治疗：在家中应备用制氧机，发生心绞痛时可及时吸氧治疗，每次吸氧30分钟左右，可改善心肌缺血缺氧，控制心绞痛。

（5）应用降低心肌耗氧药物：口服美托洛尔、呋塞米等药物，

通过降低心率、心肌收缩力、降低血容量等,可以降低心肌耗氧量。

(6)保持镇定,不要紧张,放松心情,保持心态平和,有利于疾病恢复,恐惧不安者可口服地西泮(安定)。

2. 心肌梗死发作时的救治

(1)紧急救护:患者立即静卧于硬板床上,严禁讲话,不要惊慌失措,不要随意搬动患者。立即与医生联系或电话呼叫 120 急救车,争取医务人员尽快赶到,就地先处理。呼救 110 时要说明患者发病地点、电话、时间、主要表现、暂时处理方法等。

(2)立即应用镇痛、扩冠药物:有剧烈疼痛者,立即应用镇痛药,如硝酸甘油 0.3～0.6 毫克,舌下含化。但要注意,老年人心肌梗死患者,可出现心源性休克,故不可应用亚硝酸异戊酯吸入,以防血压下降加重休克。但可用哌替啶(度冷丁)50～100 毫克,肌内注射。也可针刺内关、外关、人中穴,可以增强镇痛效果。

(3)吸氧治疗:有条件时可给患者吸氧。

(4)纠正心源性休克。

(5)不要强调一律平躺:要根据实际情况决定体位,让患者选择舒适的体位。

(6)不要舍近求远:要抓紧一切时间进行救治,要选择较近的医院。

(7)不要滥用饮料:给患者任何饮料都不可能缓解病情,因此,不要给患者乱喝饮料。

(8)不要胡乱用药:不少家庭都有些备用药品,但作用和疗效不同,切勿乱用。

3. 缓解期治疗 可用作用持久的抗心绞痛药物,以防心绞痛发作,可单独应用、交替应用或联合应用。

(1)硝酸酯制剂

①硝酸异山梨醇,每次 5～20 毫克,每日 3 次,服后半小时发挥作用,持续 3～5 小时;缓释制剂药效可持续 12 小时,每次 20 毫

克,每日 2 次。单硝酸异山梨醇,每次 20～40 毫克,每日 2 次。

②戊四硝酯,每次 10～30 毫克,每日 3～4 次,服后 1～1.5 小时发挥作用,持续 4～5 小时。

③长效硝酸甘油制剂,口服半小时发挥作用,持续可达 8～12 小时,每 8 小时服 1 次,每次 2.5 毫克。

(2)β 受体阻滞药

①普萘洛尔,每次 10 毫克,每日 3～4 次,逐渐增加剂量,直至 100～200 毫克/日。

②心得平,每次 20～40 毫克,每日 3 次,逐步增至 240 毫克/日。

③心得舒,每次 25～50 毫克,每日 3 次,逐步增至 400 毫克/日。

④心得静,每次 5 毫克,每日 3 次,逐步增至 60 毫克/日。

(3)钙通道阻滞药

①硝苯地平,每次 10～20 毫克,每日 3 次,亦可舌下含服。

②同类制剂有尼群地平、尼索地平、尼卡地平等。

(4)冠状动脉扩张药

①外科手术治疗。

②冠状动脉成形术。

(三)防治策略与保健

1. 高脂血症预防 总胆固醇＞5.17 毫摩/升或低密度脂蛋白＞3.7 毫摩/升时易诱发冠心病,应及时控制和治疗,治疗原则以饮食治疗为主。

(1)饮食治疗

①多食胆固醇含量低的食物,如牛奶、瘦肉、有鳞鱼类、海带、紫菜、豆类、豆制品、蔬菜、水果。

②少食含饱和脂肪酸和胆固醇高的食品,如肥肉、蛋黄、带鱼和其他无鳞鱼类、动物内脏等。

③三酰甘油高和高密度脂蛋白过低者,除限制上述食品外,

也要限制甜食，以控制总热能的摄入。

④较肥胖者，要限制主食，即吃"八分饱"，以减轻体重。

(2)改善生活方式

①加强体育锻炼是改善生活方式的主要内容。不同年龄、不同人群应选择不同的运动方式，如步行、慢跑、太极拳、骑自行车等，老年人要避免剧烈的运动。

②长期饮酒势必加重肝脏负担，导致代谢紊乱。由于胆汁为肝内脂肪分解代谢所必需，胆汁分泌减少，可使脂肪代谢障碍，造成高脂血症易致冠心病。

③吸烟对人体可以说有百害而无一利，是当今社会的一大公害。我国人口众多，"烟民"数量巨大，全世界每3支烟中，就有1支是中国人在吸。吸烟是心脏病的主要原因之一，并与慢性支气管炎、肺气肿、肺癌等多种癌症有直接关系。

④养成良好的饮食习惯。研究表明，玉米中所含亚油酸和纤维素分别是大米和精面的5～6倍和6～8倍，前者可使血中胆固醇维持在正常水平，防止其沉积于血管壁；后者则促进胃肠蠕动，有利于及时排出废物，防止胆固醇再吸收，有益预防心脏病。摄取热能过高或动物性脂肪食物，不仅加重消化、吸收、代谢各系统负担，更易导致动脉硬化、冠心病、高血压及糖尿病的发生。

2. 有效控制高血压　高血压是诱发冠心病的一个高危因素。由于血压较高，血管内膜易受到高血压的压力和机械性损伤，而胆固醇更容易在损伤的动脉内膜面上沉积，形成粥样硬化斑块，冠状动脉首先受到损害。统计表明，有67.4%的冠心病患者患有高血压，所以冠心病与高血压是密切相关的两种疾病。

3. 有效控制糖尿病　糖尿病可引起体内多种物质(糖、脂肪及蛋白质)代谢过程紊乱，是高脂血症的常见并发症，因而动脉粥样硬化发病率很高，同理，冠心病的发病率也很高。40岁以上的糖尿病患者中，50%有冠心病。因此，患有糖尿病的人必须控制

饮食,适当应用降糖药,必要时应用胰岛素治疗,而且终身控制血糖才能预防冠心病。

4. 有效控制体重 肥胖者多有高脂血症,肥胖者的心脏负担加重,是冠心病的高危因素。因此,任何肥胖者必须限制过高热能的摄入,如不注意控制饮食,中年时期是最容易发胖的时候,也是高脂血症高发阶段,尤其是中年以后必须合理平衡膳食,给予低热能、低脂肪、低胆固醇和高纤维素食物。防止肥胖,预防冠心病的发生。

5. 预防心肌梗死 冠心病尤其心肌梗死的急性期、康复期及其后的慢性过程中,心脏骤停的危险性较高。在急性心肌梗死的头 72 小时内,心脏骤停的潜在危险可高达 15%～20%。在心肌梗死康复期(自第三天起至第八周内)有室速或室颤史者,其心脏骤停的危险性最大,如仅给予一般性治疗措施,在 6～12 个月的死亡率高达 50%～80%,其中 50% 为猝死。只有积极干预才能改善预后,在 18 个月内死亡率可能降至 20%以下。

(1)定期体检能降低风险:老年人群是心脏病及老年疾病的高危人群,应坚持每年至少 1～2 次进行体检,以使早期发现,早期诊断,早期预防及早期治疗,可减少心脏骤停的风险。

(2)严防过度疲劳:过度疲劳将使机体处于高度应激状态,全身血管收缩,心脏负荷加重,导致原有心脏病加重,心肌进一步缺血。即使原来没有心脏病者也可能引发室颤的发生。因此,任何年龄、任何工作应劳逸结合,严防过度。

(3)严防精神过度紧张:精神过度紧张,可导致神经系统功能失调,内分泌系统紊乱,免疫和代谢功能降低,血压升高,冠状动脉痉挛,心肌缺血缺氧,使原有心脏病加重,或使心律失常,易发心脏骤停的风险。

(4)养成良好的生活方式和生活行为:戒烟、戒酒,尤其严禁酗酒;低糖、低脂、低盐、高纤维饮食;严防超重或肥胖,坚持体育

活动,保证睡眠和休息。

(5)及早发现疾病早期信号:当自己出现焦虑易怒、记忆力减退、体力不支、精神不佳、头晕耳鸣、性欲低下、睡眠欠佳等表现时,提示身体健康已亮起红灯,应当休息,并及早前往医院进行诊治。

(6)坚持按时服药:对已有冠心病、高血压、糖尿病等疾病者,应在医生指导下遵医嘱坚持服药治疗,不可自行停药或减少或增加药量,或自行改变服药方法。

(7)定期评估心脏功能:对患有心律失常者要进行危险评估,应进行常规心电图、运动负荷试验、动态心电图、超声心电图、心内电生理检查等检查,以明确心律失常类型,评估心脏猝死风险,做出相应的治疗决策。

(8)加强心肌梗死后心肌缺血的治疗:对于心肌梗死后心肌缺血的积极治疗,是预防心脏猝死的主要有效措施,对心肌梗死后运动试验阳性、冠状动脉造影显示严重狭窄的患者,积极给予介入治疗或冠脉旁路移植术,可有效减少猝死发生。心肌梗死后心脏猝死高危患者应用心脏除颤器预防治疗,可显著减低病死率。

6. 其他

(1)保持情绪稳定,解除心理压力。

(2)保持排便通畅,切忌用力排便,以防诱发心绞痛。

(四)预防冠心病三字经

高热能,要控制,高固醇,应少食。

少进食,多餐次,八分饱,肥胖离。

钠盐少,脂肪低,纤维素,要多吃。

新蔬果,不限量,防便秘,心宽畅。

要戒烟,酒远离,大便干,少用力。

动为纲,步经常,不过量,才健康。

慢性病,应早医,急救药,装兜里。

情绪稳,度大量,讲和睦,护心脏。

笑一笑,年少壮,精神爽,寿延长。

三、动脉粥样硬化高危人群防治策略与保健

动脉粥样硬化(简称动脉硬化)是一组称为动脉硬化的血管病中最常见、最重要的一种。动脉硬化的共同特点是动脉血管壁增厚且变硬、变脆,失去弹性和管腔变小。可以出现心、脑、肾及周围血管严重病变,如冠状动脉粥样硬化性心脏病(冠心病),动脉粥样硬化性脑血管病(出血性脑卒中、缺血性脑卒中),动脉粥样硬化性肾病及肢体坏疽性动脉病等。

在 65 岁以上的老年人中,几乎有一半的死因是由于冠心病。在我国,冠心病患病率近年来有上升趋势,北方多于南方,城市多于农村,文化素质高者多于文化素质低者,全国因冠心病的死亡者每年为 30 万～40 万人。

(一)动脉硬化主要脸谱及高危人群

见图 22。

(二)动脉硬化高危因素

1. 总胆固醇高者。

2. 三酰甘油增高者。

3. 低密度脂蛋白及极低密度脂蛋白增高者。

4. 高密度脂蛋白降低者。

5. 载脂蛋白 A 降低者。

6. 载脂蛋白 B 增高者。

7. 腹部型肥胖,超重＞10％为轻度肥胖,＞20％为中度肥胖,

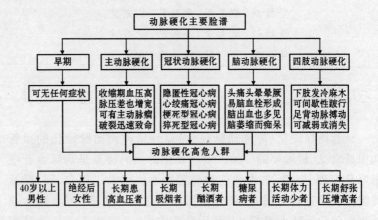

图 22 动脉硬化主要脸谱及高危人群

＞30％为重度肥胖。

8.有遗传因素。

9.长期微量元素(镉、锌、锰、硒、矾等)缺乏。

10.长期摄入高能量、高脂肪、高糖、高盐、高胆固醇食物。

11.存在胰岛素抵抗。

12.体内储存铁过多。

13.维生素 C 长期缺乏者。

(三)治疗原则

1.一般治疗

(1)必须戒烟酒,因为长期吸烟和饮酒会加速加重动脉硬化进展。

(2)必须减轻体重,因为肥胖不仅加重动脉硬化,还会引发冠心病和糖尿病的发生发展。

(3)积极治疗糖尿病,严格控制高血糖。

2. 饮食治疗

(1)膳食总热能勿过高,以正常体重为度,40岁以上者要防止肥胖。

(2)严禁暴饮暴食,以免引发心绞痛和心肌梗死。

(3)要坚持饮食清淡,多食含维生素C多的新鲜蔬菜和水果,多食植物蛋白(豆类及其制品),尽量吃植物油。

3. 调血脂治疗

(1)降低三酰甘油药物

①氯贝丁酯(安妥明),每次0.5克,每日3~4次,口服。

②非诺贝特,每次100毫克,每日3次,口服。微粒型制剂200毫克,每晚1次,口服。

③益多酯,每次250毫克,每日2次,口服。

④吉非贝齐,每次600毫克,每日2次,口服。

⑤环丙贝特,每次50~100毫克,每日1次,口服。

(2)降低胆固醇药物

①洛伐他汀,每次20~40毫克,每日1~2次,口服。

②普伐他汀,每次5~10毫克,每日1次,口服。

③辛伐他汀,每次5~20毫克,每日1次,口服。

④氟伐他汀,每次20~40毫克,每日1次,口服。

4. 抗血小板药物 阿司匹林,0.05~0.3克,每日1次,口服。

5. 其他治疗

(1)坚持适当的体力劳动和体育运动。

(2)生活要有规律、保持乐观、愉快的情绪,避免过劳和情绪激动,保证充足睡眠。

(3)积极治疗慢性病,如高血压、糖尿病等。

（四）防治策略与保健

1. 多摄取 β-胡萝卜素能让血液畅通　研究表明，人体血液中 β-胡萝卜素水平低于正常时，血中的胆固醇易沉淀于血管壁内，而低密度脂蛋白及极低密度脂蛋白氧化后又在动脉壁内形成粥样斑块，导致动脉粥样硬化、心绞痛、冠心病及脑动脉硬化及肾动脉硬化等多种病变。而 β-胡萝卜素具有极强的抗氧化作用，它可以阻止低密度脂蛋白及极低密度脂蛋白氧化形成粥样斑块。长期摄入 β-胡萝卜素（在体内可转换为维生素 A）不仅让血液畅通，还能预防动脉硬化。

南瓜不仅富含 β-胡萝卜素，还含有大量维生素 E 和维生素 C，其中含 β-胡萝卜素较多的是瓜瓤部分，是南瓜肉的 5 倍。因此，有人建议要选择新鲜的南瓜，吃南瓜时必须瓜瓤瓜肉一起吃。

胡萝卜含有丰富的胡萝卜素，其中营养价值最高的是胡萝卜皮的部分。所以，吃胡萝卜不要削皮，洗净，切片，直接烹饪即可。此外，红薯、倭瓜、甜瓜、杏、枇杷果、甘蓝、菠菜等都含有丰富的 β-胡萝卜素。

2. 多摄取 B 族维生素能增加好胆固醇　B 族维生素包括维生素 B_1、维生素 B_2、维生素 B_6、维生素 B_{12}、烟酸、泛酸、叶酸及肌酸等。

B 族维生素有助于脂类及糖类代谢，能够降低血中胆固醇和血糖，还能促进体内过氧化脂类代谢，提高高密度脂蛋白水平，具有防止动脉粥样硬化作用。B 族维生素都是水溶性的维生素，在体内不会储存太多太久，多余部分都会排出体外，同时 B 族维生素也不耐热，在烹饪的时候会损失很多。

富含 B 族维生素的食物有牛肝、猪肝、鸡肝、红薯及鱼类，叶酸多含于绿色蔬菜和水果中。

专家建议，摄取多种维生素必须地毯式摄取多种蔬菜、水果，每天进食 400～800 克蔬果,可以满足人体对维生素的需要。

3. 多摄取泛酸维生素 C 及维生素 E 抗血管压力　泛酸具有生成抗压力的激素作用,而维生素 C 能够促进激素的分泌,维生素 E 能充分发挥激活酶的作用。维生素 C、维生素 A 及维生素 E 都是抗氧化剂,可降低胆固醇,使胆固醇有效地被利用而不至于沉淀在血管壁内,有利于防止动脉硬化。

维生素 C 多富含于蔬菜水果中,又常常易氧化,很难抗水抗热,在加热的时候,有 50％～60％的维生素被破坏。

动脉硬化高危人群中,尤其是吸烟者,体内维生素 C 消耗快,因此,吸烟者更需要补充更多维生素 C。

4. 多摄取高纤维食物能减少坏胆固醇　消化脂肪所必需的胆汁酸,是以胆固醇为原料,而胆汁酸由肝脏生成并排入肠道,再由小肠末端再吸收后又返回肝脏。如果进食高纤维膳食,胆汁酸就会充分利用并从肠道排出,不再回收。胆固醇便不能生成,血液中的低密度脂蛋白(坏胆固醇)也会下降,不会沉积在血管内,同时,高纤维膳食还能吸收肠道中的胆汁酸,并降低血中胆固醇作用。所以,高纤维膳食可以预防动脉粥样硬化。

膳食纤维存在于水果、蔬菜、豆类中,都是水溶性的膳食纤维,都具有较强的降低胆固醇的作用。

专家建议,膳食纤维,男性每天 20 克,女性 17～18 克。

5. 多吃大豆及其制品能降低坏胆固醇　大豆及豆腐、纳豆、黄豆面、豆渣等大豆制品是植物性优质蛋白质。从动物性食品中获取蛋白质,容易导致胆固醇升高,而大豆等植物性蛋白质却有低胆固醇的作用。

大豆中味道苦涩的成分便是皂苷,它与糖类及脂肪紧密结合,又与水分及油脂混合,具有乳化作用。膳食纤维由于皂苷的乳化作用更易吸附胆汁酸,而使血中低密度脂蛋白(坏胆固醇)减少。大豆中的皂苷还有防止易氧化的亚油酸等多种不饱和脂肪

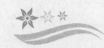

酸被氧化的作用,减少三酰甘油,防止肥胖,而其抗氧化作用又能预防动脉硬化。煮大豆或制成豆制品时冒出来的泡沫,就是皂苷溶于水而产出的物质,若与大豆一起吃掉,才能充分发挥大豆皂苷的作用。

大豆中含有的卵磷脂也具有乳化作用,可以防止低密度脂蛋白(坏胆固醇)沉淀于血管壁内,并有将已经附着于血管壁的坏胆固醇剥落的作用。大豆即使制成豆制品,其含有的皂苷和卵磷脂基本上也不会被破坏。

新鲜嫩荚的毛豆,不仅富含优质蛋白质和卵磷脂,还富含维生素 C,也有降低血中胆固醇的作用。

6. 戒烟戒酒能远离动脉硬化　长期吸烟者可导致血管痉挛,血压升高,血流缓慢,加速动脉硬化,从而又易发生脑卒中和心脏病的发作,甚至出现心律失常,心绞痛及心肌梗死,所以预防动脉硬化,戒烟没商量。

人体不需要酒精,长期饮酒,即使是少量饮酒也会使体内热能过剩,导致体内的三酰甘油合成过剩,三酰甘油一旦升高,体内高密度脂蛋白(好胆固醇)便会降低,而低密度脂蛋白及极低密度脂蛋白(坏胆固醇)就更容易氧化后附着于血管壁内。三酰甘油升高者,往往血压和血糖也升高,导致动脉硬化速度更快。所以,预防动脉硬化,戒酒也没商量。

7. 严格控制体重　任何人要控制膳食总热能,以维持标准体重为度,尤其要预防肥胖。脂肪摄入量不应超过总热能的 30%,其中,动物脂肪不应超过 10%,胆固醇不应超过 200 毫克,并限制蔗糖和含糖食物的摄入。因为糖分更容易被分解,在短时间内就能转化脂肪和胆固醇,使血液中胆固醇升高和肥胖,加重或加速动脉硬化。

预防动脉硬化,要保持清淡饮食,多食富含维生素 C 的新鲜蔬菜和水果,以及植物蛋白如豆类及豆制品。

坚持以花生油、豆油、菜籽油等植物油为食用油,可以减少胆固醇的合成,有助于预防动脉硬化。老年人即使血脂正常,也要少吃动物性脂肪和含胆固醇高的食物,可以预防动脉硬化。

8. 多吃鱼少吃肉少用盐 鱼类中所含的脂肪是二十二碳六烯酸,二十碳戊烯酸等不饱和脂肪酸,它具有降低血液中胆固醇的作用,特别是沙丁鱼、秋刀鱼、青花鱼等脊背为青色的青背鱼中含量极高。而牛肉、猪肉、羊肉等红肉中所含的脂肪是饱和脂肪酸,它可以使血中胆固醇和三酰甘油升高,导致动脉硬化的形成。而鸡肉中所含的脂肪,对血中胆固醇影响不大,可以食用。专家认为,如果体内钾的水平太低,即使钠摄入多一些,也能够被排泄出去,如果摄入钠过多,体内钾又不充足,就会导致高血压和动脉硬化的恶化,因为钠是一种血管收缩剂,不仅使血压升高,又加重肾缺血而导致肾功能损伤,反过来又致血压再升高。

因此,专家建议人们多吃鱼,少吃红肉,少吃盐能预防高血压和动脉硬化。

9. 多做有氧运动 现代人不良饮食习惯导致热能摄入过多和运动不足是导致高胆固醇血症的主要原因。运动不仅能减肥,还能降低三酰甘油。运动时所需要的能量,首先由肌肉中的糖原分解所供给,而之后则通过分解脂肪来提供能量。当进行运动时,具有分解三酰甘油作用的脂蛋白酶被激活。同时血液中的三酰甘油也被分解,从而导致三酰甘油被降低。三酰甘油一旦减少,与之具有相反作用的高密度脂蛋白(好胆固醇)就会增加,而低密度脂蛋白和极低密度脂蛋白(坏胆固醇)不易沉淀于血管壁内。因此,运动可预防动脉硬化。

至于运动形式,那就是健步走,不管谁都能做,而且不需要运动道具。每日走的步数越多,血中总胆固醇及三酰甘油值就越降低,而高密度脂蛋白(好胆固醇)则越升高。好胆固醇增加 0.03 毫摩/升,发生心绞痛或心肌梗死的危险性就会减少很多。应当

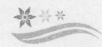

指出,高密度脂蛋白能随运动时间的持续而增高,运动一旦静止,高密度脂蛋白又会降至原来水平。所以,要坚持持久性的运动,才能永久远离动脉硬化。

有氧运动的项目有慢跑、游泳、健步走、广播体操及水中步行等。

要想让脂肪代谢,让坏胆固醇下降,让好胆固醇升高,最理想的方式是每周进行 3 次、每次 30～40 分钟的运动。运动强度不要太大,以运动时还能与他人轻松聊天为宜,并且贵在坚持。

10. 积极控制高危因素能预防动脉硬化

(1)有效控制高血压:高血压患者必须一生用药并严格控制高血压,不可中断服药,不可使血压忽高忽低,不是血压越低越好。

(2)有效控制糖尿病:糖尿病患者必须严格控制血糖,必须用降糖药降血糖,目前世界上没有其他神奇的魔药降血糖。

(3)有效控制高脂血症:饮食中脂肪量<25%,其中饱和脂肪酸<10%,多不饱和脂肪酸应占 6%～8%。血胆固醇过高者,胆固醇摄入量应<300 毫克/日。也应戒烟戒酒,增加运动,控制体重,同时应用降血脂药物治疗。

(4)有效控制肥胖症:严格控制糖和脂肪的摄入量,增加体育运动。很多"减肥茶"所谓"特效"减肥药,实际应用中往往无效,而且有害身体,应该慎重选择。合理的平衡膳食,积极而又适度的运动才是当今社会最有效的减肥处方。

(五)动脉硬化预防三字经

多运动,防肥胖,降血脂,心健康。

少食盐,血压降,肾无害,功能强。

戒烟酒,血流畅,脑动脉,不受伤。

限三高,肝脏好,血糖降,全身爽。

多蔬果,血管通,壁光滑,防硬化。

维生素,氧化抗,胆固醇,无处藏。

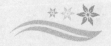

四、心力衰竭高危人群防治策略与保健

（一）心力衰竭高危人群及脸谱

见图23。

（二）治疗原则

1. 原发病治疗　什么病因引起的心力衰竭就首先治疗什么疾病,如心肌梗死、心肌炎、高血压等。

2. 一般治疗

（1）患者必须休息,取半坐位,双下肢下垂,减少回心血量,减轻心脏负担。

（2）给予高流量吸氧。

（3）保持大便通畅,防止便秘,不可用力排便,以防心肌缺血缺氧加重,防止情绪激动。

（4）控制输液速度和输液量,以防增加心肺负担,加重病情。

（5）控制体重,限制钠盐摄入量,防止肥胖。

3. 药物治疗

（1）利尿药:常用呋塞米（速尿）、螺内酯（安体舒通）、氢氯噻嗪、氨苯蝶啶等。应用利尿药时应注意电解质变化,以免引起低钾发生。

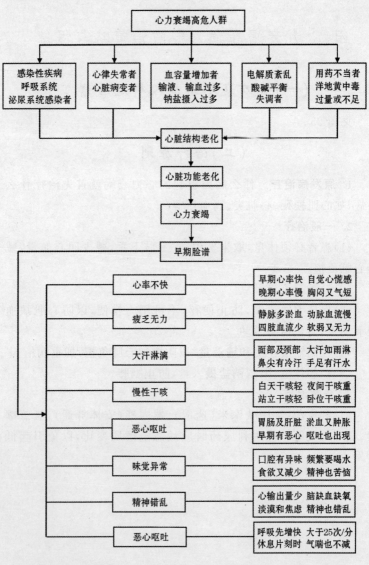

图 23 心力衰竭高危人群及脸谱

（2）血管紧张素转化酶抑制药（ACEI）和血管紧张素Ⅱ受体拮抗药（ARB）：常用贝那普利、赖诺普利、依那普利、培哚普利、坎地沙坦等。

（3）β受体阻断药：常用的有美托洛尔、比索洛尔、卡维地洛等。

（4）血管扩张药：常用的有钙拮抗药，如尼莫地平、尼群地平、硝普钠、硝酸甘油、硝酸异山梨醇酯（消心痛）等。

（5）强心药：常用地高辛0.25毫克，每日1次，口服，紧急时可用毛花苷C（西地兰）0.2～0.4毫克，加入5%葡萄糖液20毫升缓慢静脉注射。

（6）镇静药：对烦躁不安者，可肌内注射吗啡10毫克或地西泮（安定）10毫克，每日1～2次，口服。

（三）防治策略与保健

1. 原发病预防 心力衰竭最多见的原发病是原有心脏病及累及心脏的相关疾病，应首先治疗，如高血压、冠心病、心律失常、感染性疾病、电解质紊乱及酸碱平衡失调等。

2. 诱因预防 在治疗原发病的同时，还要积极预防心力衰竭的诱因，消除诱发因素，是预防心力衰竭发生的关键。

（1）预防感染：中老年人，尤其老年人体质弱，抗病能力低，要预防受凉感冒引发呼吸道感染；长期卧床的老年患者，要做好皮肤护理，讲究清洁卫生，严防坠积性肺炎和压疮。女性患者应保持会阴部卫生，预防泌尿系统感染。出现尿急、尿痛、尿频时，应早诊断，早治疗。

（2）坚持运动，延年益寿：每天快走半小时（或至少每周4次）能预防心血管疾病、骨质疏松和癌症。散步有利于健康，甚至有助于防止疾病。每周额外消耗2 000～3 000千卡热能的人，其寿命有望延长一年半。散步带来长久持续的低中强度负荷，特别是对平时锻炼少、体重超重和老年人,是身体健康的理想途径。

(3)保证睡眠,可防衰老:德国人为提高睡眠质量提出 6 个建议:①足部保暖。可穿厚袜子睡觉。②不开窗户。关上窗户睡觉,防止噪声干扰。③晚上不打扫卫生。晚上打扫卫生,灰尘会刺激呼吸道而引起咳嗽,影响睡眠。④卧室内只能摆放郁金香。因为郁金香不会引起过敏反应的危险。⑤睡前不化妆。化妆品可能引起哮喘。⑥每天多睡 15 分钟。妇女每天所需要睡眠时间比男人多 15 分钟。保证睡眠有助于平稳血压。

(4)平衡膳食,防止肥胖:中老年人应保持低热能、低盐、适当蛋白质、粗纤维、易消化、不胀气的饮食。每日可少食多餐,不宜过饱,有利通便。

(5)戒烟戒酒:吸烟是心脏病的主要原因之一,并与慢性支气管炎、肺气肿、心血管病的发生发展有关。吸烟的老年人智力下降程度明显,每天吸烟一包者进入老年后,黄斑老化的可能性较不吸烟者大 2.5 倍。香烟的烟雾中含有 3.4-苯并芘,具有很强的致癌作用,肺癌患者中有 90% 的人是吸烟者。

饮酒有损健康,酒精是仅次于烟草的第二杀手,过量饮酒势必加重肝脏损害、代谢紊乱,最终酿成多种潜在疾病,因此中老年人要戒烟戒酒,才能健康长寿。

(6)慎重输液:每当气温下降是心脑血管病多发的季节,心脑血管的"老病号"担心天冷犯病,就去医院提前输液预防,这是没有科学依据的。输液过多,输液速度过快,不仅会导致肺水肿、心力衰竭,液体中的杂质颗粒也会阻塞微小血管,出现肉芽肿而引发癌变。因此,输液不是"万能药",不适当的静脉输液,也有风险。中老年人群静脉输液要慎重。

(7)迅速纠正心律失常,预防心力衰竭:中老年人多患有心律失常,心律失常易发生发展为心力衰竭。一旦出现心律失常应尽快求医,采取积极的治疗措施,迅速纠正,使心律尽快恢复正常的

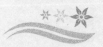

窦性心律,心率控制在正常的范围内。

(8)密切观察病情变化:中老年人要观察自己的血压、呼吸、心率,有无心跳加快、咳嗽,劳力性呼吸困难,夜间有无阵发性呼吸困难、食欲减少、腹胀、水肿及尿量减少等症状,并定期进行血、尿、便及血生化检查,以早发现、早预防、早治疗。

(9)严格控制血压、血糖、血脂:中老年人,尤其是心力衰竭高危人群,应控制血压在正常水平,可减轻心脏负担,防止冠心病的发生发展;控制体重,防止肥胖,有利于降低动脉粥样硬化,预防糖尿病的发生发展。

(10)老年患者不宜过度卧床休息:老年患者如长期卧床休息,可发生肢体血栓形成、关节挛缩、压疮及泌尿道感染,一旦发生,治疗极其困难。因此,老年心力衰竭患者应进行适当体育活动,不仅增加肌力,提高平衡能力,防止跌倒和损伤,而且能降低心源性死亡和防止心力衰竭再住院。

(四)心力衰竭预防三字经

心脏病,早治疗。高血压,要服药。

糖尿病,要降糖。血脂高,宜降低。

呼吸道,防感染。心衰竭,能防范。

护皮肤,洁口腔。会阴部,除隐患。

心律乱,早就医。必治疗,控节律。

平衡食,低热量。高纤维,便秘防。

常运动,不肥胖。防血栓,骨骼壮。

逸与劳,相结合。睡眠足,心力强。

输液体,宜限量。速度慢,心肺畅。

第三章　消化系统疾病

一、便秘高危人群防治策略与保健

粪便在肠道内停留时间过长,其中的水分被过分吸收会变成过于干燥、坚硬的球状,容易导致排便困难。老年人便秘是指每周排便等于或少于 2 次,并且排便费力,粪质硬结、量少。

正常人每日排便 1～2 次或 2～3 日排便 1 次。便秘是老年人最常见的消化道疾病之一,65 岁以上的老年人便秘的发生率约为 30%,且随年龄增长而增加,严重影响老年人的生活质量。

(一)长期便秘引发的伤害

1. 便秘可引发粪便嵌塞、肠梗阻　由于肠内容物通过肠道缓慢,使水分过度吸收导致粪便形成坚硬的粪块,其外形变为光滑的球状,像胆石样嵌塞在肠道内,将引起肠梗阻,如有前列腺增生的老年男性,可因粪便滞留压迫而加重排尿困难或尿潴留。

2. 便秘可引发粪性肠溃疡、肠扭转　由于肠内容物干结,粪块直接压迫肠黏膜,使黏膜发生压迫性、缺血性坏死,继而出现溃疡,还可引起乙状结肠扭转。

3. 便秘可引发肠穿孔　大量干结坚硬的粪块淤积于结直肠内,使肠管高度扩张,肠内压力逐渐升高并超过肠壁的毛细血管弹性压,导致肠内压不断升高,引起结直肠发生穿孔。而临床症状和体征均不典型容易误诊误治,应引起老年人及医生的高度关注。

4. 便秘可引发胃肠神经功能紊乱　老年人大便秘结,粪便淤积在肠管内易积聚大量有毒有害气体,导致肠管扩张,肠壁静脉回流受阻,消化功能紊乱,致消化不良、食欲不振,腹胀、口苦、嗳气、腹痛、肠鸣、肛门排气增多。

5. 便秘可引起结直肠癌 老年人由于消化功能减弱,牙齿脱落,胃肠蠕动减慢,不愿进食富含纤维的食物,导致大便次数减少,肠道内致癌物质被吸收,可引发结直肠癌。

6. 便秘可引发或加重肛周疾病 长期便秘的老年人,粪便干硬,大便时用力过猛而撕伤肛管皮肤,反复损伤可裂伤全层皮肤,经久不愈,继发感染、溃疡又可形成皮下脓肿或慢性溃疡、肛裂。长期便秘还可使直肠静脉回流障碍而扩张、曲张而形成痔疮,血管破裂又造成便后出血,如长期出血又可引起贫血。饮酒及进食刺激性食物是出血的主要诱因。

7. 便秘可引发心肌梗死及脑卒中 老年人多患有动脉粥样硬化、心脑血管硬化,血管壁薄而脆,过分用力排便可诱发心肌梗死和脑血管破裂,危及生命。

8. 便秘可引发大便失禁 老年人由于体质虚弱,大便秘结、粪块嵌塞、直肠感染异常、肛门括约肌压力降低、神经肌肉功能紊乱而引起大便失禁。轻度大便失禁常不被老年人所重视。轻症大便失禁者对排气和液体性粪便的控制力丧失,其内裤被粪便污染。重症者对固体性粪便也无控制能力,表现为肛门频繁地排出粪便。

9. 便秘可引发短暂性脑缺血发作及排便性晕厥 老年人由于便秘而过分用力排便,可引起原本患有脑动脉硬化所致的血管狭窄再度痉挛,使脑供血不足,出现短暂性记忆遗忘发作或跌倒发作,持续时间较短,一般为 10～15 分钟。或由于用力排便引起脑血流突然降低而导致一过性广泛性全脑供血不足,表现出突然四肢软瘫,眩晕、意识丧失而摔倒,大多在短时间恢复。

10. 便秘可引发皮肤损害 老年人长期便秘导致粪便滞留在

肠道内,使大量有毒有害物质被吸收入血,经血液循环到达全身各器官及组织,有些毒物又经皮肤排除,可引起面部痤疮、皮肤粗糙、黄褐斑、暗疮及面色晦暗等。

11. 便秘引起的疾病谱　见图24。

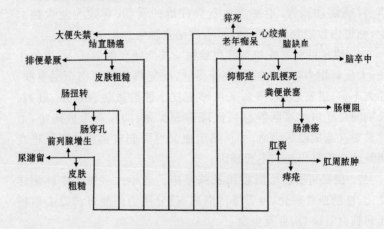

图 24　便秘引起的疾病谱

（二）治疗原则

1. 一般治疗

（1）养成合理的饮食习惯:坚持定时定量进餐,食品要多样化,主食粗细搭配,增加高纤维膳食。避免辛辣刺激性食品,增加饮水量,每日不少于2 000毫升。

（2）养成良好的排便习惯:每天按时排便,排便时要有正确的姿势。一旦有便意应立即排便,养成起床后或餐后排便,以建立正常的排便反射。排便时要有充分的时间和充分的隐私空间,注意力要集中,防止外界干扰,不听音乐,不看书看报。

（3）坚持健身运动:适当增加有规律的健身运动,加强腹肌锻炼,如散步、气功、做操等,多做平静腹式呼吸,按摩腹部,反复练习排便动作,采用胸膝位提肛锻炼。

2. 心理治疗　控制情绪,杜绝不良事件的影响,解除压力和紧张,平时要保持健康心态。

3. 病因治疗　有明确病因的便秘要进行病因治疗,即治疗原发病,停用致便秘的药物。

4. 药物治疗　对上述治疗无效者,可考虑给予药物治疗。

(1)容积性泻药,如硫酸镁。

(2)渗透性泻药,如乳果糖、聚乙二醇。

(3)刺激性泻药,如番泻叶、大黄等。

(4)润滑性泻药,如液状石蜡。

(5)润滑药和栓药,如开塞露、甘油等。

(6)益生菌。

(三)防治策略与保健

1. 多食高纤维素食物和油脂食物能预防便秘　老年人要多吃高纤维素食物(如芹菜、韭菜、海带、豆角、杂豆、粗糠、燕麦、麦麸、带皮水果、白菜等),纤维本身不被吸收,能使粪便膨胀体积增大,刺激结肠蠕动,增强粪便排出。对体重正常,血脂也不高的老年人习惯性便秘者,也可多吃含油食物,黑芝麻、花生、核桃、蜂蜜及花生油、芝麻油、豆油等润滑肠道的食物,有利于粪便通过肠道而排出。

2. 禁止食用刺激性食物能预防便秘　禁止进食刺激性食物,禁止饮酒、浓茶、咖啡、辣椒及咖喱等。这些食物可刺激肠道痉挛,柿子中含有较多鞣酸,抑制肠蠕动,均不利于通便。

3. 多饮水软化粪便能预防便秘　每天至少饮水 2 000 毫升,并适当喝些淡盐水或蜂蜜水,清晨空腹喝 500 毫升温开水。因为水分可增加肠内容物体积,刺激肠蠕动,并可软化粪便,同时对排便有刺激作用反射性地引起便意,多饮水可多排尿,又可同时有

排便感。

4. 保持平静心态,生活规律能预防便秘　老年人由于消化、吸收、代谢、排泄功能减退。如外出走亲访友或旅游等外界环境改变时可引起功能性便秘。因此,老年人要保持平静心态,要在心理上尽快适应变化,要避免因环境改变、生活规律被打乱等精神刺激。精神过度紧张、忧虑、失眠者,必要时少量服用镇静药物,使睡眠改变,精神放松,有利于排便,但长期大量服用镇静药,可抑制肠蠕动,加重便秘。

5. 坚持耐力锻炼,增强肠蠕动能预防便秘　老年人要根据身体条件坚持耐力锻炼,每天至少要走2个公共汽车站路程,或散步,或每日用双手按摩腹部肌肉数次,以增强胃肠蠕动能力。方法是:仰卧姿势在床上,将右手掌根部,紧贴腹壁,左手压在右手背上共同用力,从右下腹开始向上、向左、再向下顺时针方向按摩,每天2～3次,每次10～20回,可以加快肠蠕动,有助于排便。

6. 积极治疗全身疾病及肛门疾病　老年便秘者患有糖尿病、尿毒症、心脑血管疾病,帕金森病等应积极治疗,控制疾病进展,有助于大便通畅。此外,患有肛裂、肛瘘、痔疮及直肠肛管周围脓肿等疾病,应尽早治疗,可以消除便秘。

7. 严禁应用泻药,防止营养流失能预防便秘　老年人便秘者不要依赖泻药,因为无论何种泻药,无论何时应用泻药都可加速食物在肠道的通过,缩短食物在肠道消化吸收时间,导致多种营养物质的流失,造成多种营养失调或营养不良症的发生。长期应用泻药可使肠肌松弛变形和无力,将加重便秘。此外,老年人患有多种慢性病,长期多种用药治疗,也应减少影响胃肠蠕动的药物,可改用代替药物治疗或暂停一段时间应用,均可防止便秘。

8. 排便时精力集中能预防便秘　如果便意感明显时要立即大便,如厕后专心排便,不要做其他事,以免分散精力。在第一个排便动作完成后,应安静等待粪便从直肠上部下移,产生第二次排便感,再做第二个排便动作。如果蹲厕时间已超过 3 分钟仍无便意,就应结束。如有便秘,排便困难,不可用力过猛,排便结束后慢慢直腰站立,以防直立后发生眩晕或晕厥。

9. 排便不畅时要适当提肛能预防便秘 老年便秘者在排便不畅时,适当提肛有助排便。上厕时间不宜过长,压力不要过大,做到有规律排便即可。也可以试用盐水排便法:老年人坐在盛有盐水的便盆上。由于盐气的刺激,可增强肠蠕动和软化粪便而利于排出。

10. 采用正确排便姿势能预防便秘 马桶如厕的最大优势就是身体放松,容易防止意外,尤其对于老年人便秘者,如厕时间比较长,坐式如厕比较安全方便。而蹲厕若超过 3 分钟即可直接导致直肠静脉曲张瘀血,极易发生痔疮,蹲厕时间越长发病率越高。尤其患有心脑血管疾病患者又伴有便秘时,坐着如厕比蹲着如厕要安全方便。

(四)预防便秘三字经

好习惯,要养成,主副食,宜均衡。

食物类,多样化,粗与细,要搭配。

不偏食,勿挑食,辛辣物,应少食。

日三餐,应足量,排便时,宜定时。

注意力,宜集中,不紧张,勿干扰。

坐便时,不看报,不看书,不听歌。

要运动,贵经常,练腹肌,有力量。

吃薯类,玉米香,纤维素,便秘防。

有泻药,不滥用,有老病,早治疗。

二、慢性胃炎高危人群防治策略与保健

胃黏膜对损害的反应涉及上皮损伤、黏膜炎症和上皮细胞再生等过程。胃炎指的是任何病因引起的胃黏膜炎症,常伴有上皮损伤和细胞再生。某些病因引起的胃黏膜病变主要表现为上皮损伤和上皮细胞再生而胃黏膜炎症缺如或很轻,此种胃黏膜病变宜称为胃病,但临床习惯上仍将本属于"胃病"的疾病归入"胃炎"中。胃炎是最常见的消化道疾病之一。按临床发病的缓急和病程的长短,一般将胃炎分为急性胃炎和慢性胃炎。

慢性胃炎一般是指胃内黏膜非特异性的慢性炎症,常以胃痛的形式出现,但有的患者可无自觉症状。多数患者主要表现是:进食后上腹饱胀、不适或疼痛,常伴有消化不良症状,如嗳气、腹胀、反酸及不同程度的食欲减退、恶心、呕吐等。这些症状可持续或反复发作多年,而患者的健康状况却无明显恶化。本病往往与一般的功能性消化不良相似,有时也像其他慢性病,故较难确诊。但根据患者有慢性上腹痛、腹胀、食欲不好、上腹部有轻压痛等表现,同时能排除溃疡病、慢性肝炎、胆囊炎等病时,即可初步诊断是慢性胃炎。必要时,可去医院做胃液分析、胃肠钡剂或胃镜检查,以排除胃癌、胃溃疡,并有助于分清是萎缩性还是肥厚性胃炎。

慢性胃炎患者中,男性多于女性,且随着年龄的增长发病率逐渐增高。如不加以重视,固有腺体萎缩肠化可进一步恶化形成异性增生,最终导致癌变。胃癌发病率在全球常见癌症中占第四位,在我国占第二位。国际性权威文献报道,萎缩性胃炎特别是伴有肠上皮化生和异性增生者,胃癌发病率高达 $9\%\sim10\%$,在我国占 7%,所以,慢性胃炎是不可忽视的疾病。

第三章 消化系统疾病

（一）慢性胃炎高危人群及其脸谱

见图 25。

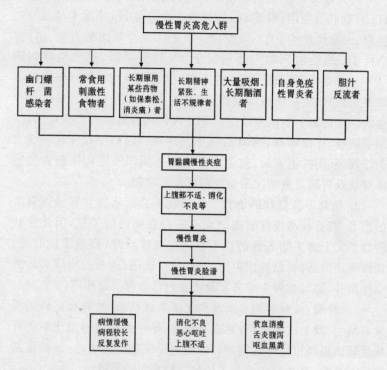

图 25 慢性胃炎高危人群及脸谱

（二）治疗原则

1. 根除幽门螺杆菌 对于幽门螺杆菌（Hp）引起的慢性胃炎,是否应常规根除幽门螺杆菌尚缺乏统一意见,但成功根除幽门螺杆菌的确可改善胃黏膜组织,预防消化性溃疡及可能降低胃癌发生的危险性,少部分患者消化不良症状也可取得改善。根除幽门螺杆菌(Hp)特别适用于:①伴有胃黏膜糜烂、萎缩及肠化生、异型增生者;②有消化不良症状者;③有胃癌家族史者。

研究证明,Hp是引起慢性胃炎的重要病因,西医治疗常将抗Hp药物联合应用;根除Hp理想的方案应为Hp根除率高、经济、简便、无耐药发生、无不良反应。但尚无完全理想的方案。目前治疗Hp感染的药物主要包括H_2受体阻滞药,质子泵抑制药(PPI),抗生素(阿莫西林、克拉霉素、甲硝唑等)及铋剂(如枸橼酸铋钾颗粒)。应根据患者病情、依从性及经济能力等因素选择合适的治疗方案。临床多采用以PPI或铋剂为基础的三联疗法,加用甲硝唑、克拉霉素、阿莫西林中的两种。西药治疗1个月为1个疗程(联用抗生素时,抗生素常规用2周即停用),依患者的临床症状及胃镜复查情况酌情停药或延长疗程。

2. 消化不良症状的治疗 有消化不良症状而伴有慢性胃炎的患者,其症状与慢性胃炎之间并不存在明确的关系,因此症状治疗事实上属于功能性消化不良的经验性治疗,抑酸或抗酸药、促胃肠动力药、胃黏膜保护药、中药均可试用,这些药物除对症治疗作用外,对胃黏膜上皮修复及炎症也可能有一定作用。

(1)叶酸:叶酸能明显改善消化不良症状,可改善和逆转组织异型增生、肠上皮化生、胃黏膜萎缩等,是一种水溶性维生素。叶酸逆转的机制可能与其抑制肿瘤细胞中癌基因的表达、维护甲基化状态有关,其亦直接参与了诱导细胞凋亡的调控。

(2)β-胡萝卜素:β-胡萝卜素具有增强免疫功能和较强的抗氧化作用,其可诱导细胞凋亡增加,减少细胞增殖,降低胃癌发生率。

(3)维A酸:维A酸可有效抑制体外胃黏膜细胞的增生,可调节胃黏膜细胞的生长,是抗有丝分裂药物。维A酸可改善病变胃黏膜的血流及泌酸功能。丁酸钠及维A酸可阻断实验大鼠的胃黏膜癌前病变。全反式维A酸可显著抑制SC-C7901细胞生长,肿瘤相关抗原表达下调,细胞形态向良性分化,抑癌基因表达升高,癌基因表达明显降低,使胃黏膜上皮细胞出现凋亡,可逆转或阻止胃癌发生。

(4)促胃动力药物及消化酶类药物:促胃动力药物可以改善患者的腹胀、消化不良等症状。明确低胃酸患者可以服用胃蛋白酶合剂等。

3. 自身免疫性胃炎的治疗 目前尚无特异治疗,有恶性贫血时,注射维生素 B_{12} 后贫血可获纠正。

4. 异型增生的治疗 异型增生是胃癌的癌前病变,应予高度重视。对轻度异型增生可给予上述积极治疗,对肯定的重度异型增生则宜予预防性手术,目前多采用内镜下胃黏膜切除术。

(三)慢性胃炎的防治策略与保健

应对慢性胃炎,最重要的是"三分治,七分养",首先要根据情况判断是否有必要用药根除幽门螺杆菌。其次,日常生活中要注意以下几点。

1. 保持精神愉快 精神抑郁或过度紧张和疲劳,容易造成幽门括约肌功能紊乱,胆汁反流而发生慢性胃炎。悲伤、抑郁、紧张、焦虑均可影响胃肠的正常蠕动,抑制胃液分泌,影响胃的功能。老年患者应克服不良情志的影响,力戒过度忧思、恼怒,保持心态平和。每天可以适度运动,如散步、打太极拳、练气功等,提高免疫力,保持精神愉悦。

2. 戒烟忌酒 烟草中的有害成分能促使胃酸分泌增加,对胃黏膜产生有害的刺激作用,过量吸烟会引起胆汁反流。过量饮酒或长期饮用烈性酒能使胃黏膜充血、水肿,甚至糜烂,慢性胃炎发生率明显增高。白酒多喝伤肝,啤酒多喝伤胃,应尽量节制。红酒可适当喝一些,但不宜过多。老年患者应戒烟忌酒。

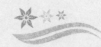

3. 养成良好的饮食习惯

（1）三餐要定时：早餐要吃好，午餐要吃饱，晚餐要吃少。早餐时间，经过一夜的休息，早晨阳气活动开始旺盛，胃中处于空虚状态，急需补充营养，吃早餐可以满足上午的活动需求，为上午的工作提供更好的精力。

（2）吃东西不要过急：很多人一顿饭3分钟、5分钟搞定，有些食物没多咀嚼就直接入胃，加重胃的负担，时间长了胃病就来了。而细嚼慢咽能充分发挥牙齿的机械作用和唾液的润滑作用，从而减轻胃的负担，而狼吞虎咽却直接地加重胃的负担，并且有可能引起呛咳、打嗝等不良反应，造成患者的痛苦。饮食要平和一点，不贪吃有刺激性的，或太烫、太咸、太甜的食物，已有胃病的人群，生冷、不易消化的食物不宜多吃。吃过冷过热过甜过咸的饮食都会对胃造成伤害，加重胃的负担。过冷的食物不仅不宜消化与吸收，而且会促进胃酸分泌增多，并直接刺激炎症病灶，而过甜的食物容易使胃酸分泌增多，都不宜胃的消化吸收，所以吃饭时要有个度，不要因为喜欢某种饮食而刻意加重口味。油腻的食物会延长胃的排空，而辛辣的食物会对胃黏膜产生刺激，两者都会引起或加重慢性胃炎的病情。忌服浓茶、浓咖啡等有刺激性的饮料。

（3）切勿暴饮暴食：暴饮暴食不仅增加胃的负担，还容易引起急性胃扩张，有可能造成胃酸分泌的紊乱，甚至还会导致胃出血。

（4）多食高蛋白、高维生素食物：多食高蛋白食物及高维生素食物，如瘦肉、鸡、鱼、肝肾等内脏以及绿叶蔬菜、番茄、茄子、红枣等，以保证机体内各种营养素的充足，防止贫血和营养不良。注意食物酸碱平衡，当胃酸分泌过多时，可喝牛奶、豆浆，吃馒头或面包以中和胃酸；当胃酸分泌减少时，可食用浓缩的肉汤、鸡汤、带酸味的水果或果汁，以刺激胃液的分泌，帮助消化。要避免食用引起腹胀和含纤维较多的食物，如豆类和豆制品、蔗糖、芹菜、韭菜等。当患有萎缩性胃炎时，宜饮酸奶，因为酸奶中的磷脂类

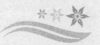

物质能对胃黏膜起到保护作用,增加胃内的酸度,抑制有害菌分解蛋白质产生毒素,同时使胃免遭毒素的侵蚀,有利于胃炎的治疗和恢复。

(四)预防慢性胃炎三字经

得胃炎,很常见,看症状,自己辨。

疗程长,起病缓,反复犯,为慢性。

进食后,上腹胀,轻压痛,查胃镜。

反酸水,犯恶心,有呕吐,食欲减。

想治愈,很简单,三分治,七分养。

不紧张,忌焦虑,动起来,心情美。

三餐饭,要按时,早吃好,晚吃少。

多蔬果,高蛋白,维生素,要充足。

无暴饮,慢慢嚼,食清淡,戒烟酒。

三、消化性溃疡高危人群防治策略与保健

老年人消化性溃疡的病情多较青壮年人严重,但临床表现往往不典型,且并发症多,传统治疗疗效又较差,手术治疗又受到限制。故老年人消化性溃疡死亡率有增高趋势,因而应给予足够的重视,老年人消化性溃疡的预防非常重要。有时难以区分是胃溃疡或十二指肠溃疡,故诊断为消化性溃疡,如能明确溃疡在胃,就称胃溃疡,溃疡在十二指肠,就诊断为十二指肠溃疡,而不诊断为消化性溃疡。

(一)消化性溃疡高危人群及脸谱

见图 26。

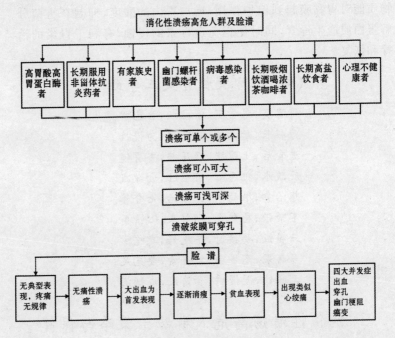

图 26 消化性溃疡高危人群及脸谱

(二)治疗原则

中老年胃溃疡常以出血、穿孔、幽门梗阻、癌变为首发表现，故治疗原则应考虑其特点。

1. 加强支持治疗 老年患者多有食欲下降，营养相对不足。因此，要加强营养，给予高蛋白、高维生素和容易消化的清淡饮食。这有利于增强其抵抗力，促进溃疡愈合。

2. 给予制酸药 如氢氧化铝等，应考虑到可能引起便秘等不良反应，必要时加服氧化镁可以防止便秘。

3. 溃疡处于活动期 要暂停服用阿司匹林、吲哚美辛(消炎

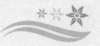

痛)等可引起胃黏膜直接损伤的药物。

4. 胃酶抑素 是一种新型抗生素,能牢固地与胃蛋白酶结合而使其失去活性,防止对胃黏膜损害。

5. 针对幽门螺杆菌药物 有羟氨苄青霉素、三甲二枸橼酸铋、庆大霉素、甲硝唑(灭滴灵)等。多采用联合用药,常用方案为胶态次枸橼酸铋 1 片,每日 4 次,甲硝唑 400 毫克,每日 3 次;四环素 500 毫克,每日 4 次,疗程为 2 周。

6. 质子泵抑制药 奥美拉唑 20 毫克,每日 1 次,十二指肠溃疡疗程为 2 周,胃溃疡疗程为 4 周。

7. 四联根除幽门螺杆菌治疗方案 质子泵抑制药＋铋剂＋两种抗生素。

(三)防治策略与保健

1. 不宜常吃腌制食品 腌制食品含有很多盐,摄盐过多对人体有害,既使人患高血压,也可导致胃溃疡、胃癌的发生。目前,我国居民每天吃进食盐达 10～15 克,东北高达 18～19 克,而国际标准每人每天为 5～6 克。另一方面,腌制肉类加入防腐剂(主要是亚硝酸钠),当条件适宜时可能合成致癌物亚硝胺。

2. 饮食不能经常过热、过烫 因为食物过热、过烫会损伤口腔、舌头、咽部、食管及胃黏膜,引起炎症和上皮细胞增生,以致胃黏膜溃疡。

3. 防止暴饮暴食 美食聚餐是我国节日的重要内容,吃进油腻食物太多,不仅不易消化,饮食过量,将加重本已功能减弱的胃肠负担。因此,要控制食量,保护胃肠功能,防止溃疡发生。

4. 进食要细嚼慢咽 食物在口中,经过咀嚼被撕碎、切断、研磨。同时,腮腺、舌下腺、颌下腺 3 对唾液腺分泌大量黏稠的唾液,使食物变得温润而便于吞咽。唾液中还含有溶菌酶等 10 多种酶、维生素和多种有机酸、无机盐、激素、免疫球蛋白,有保护口腔、胃黏膜作用。因此,专家建议每一口食物最好咀嚼 30～50次。

5. 日常少食多餐,避免睡前加餐 少食可以使胃窦扩张较轻,胃泌素分泌减少,使胃酸严重减少,降低胃酸对胃黏膜损伤。睡前进食后可继发胃酸分泌增多,损伤胃黏膜,引起消化不良、反酸而引起胃部不适或胃痛。

6. 养成喝牛奶的习惯 牛奶除对人体有营养作用外,还对胃黏膜起保护作用,又可预防结肠癌、直肠癌的发生。牛奶中含有一种磷脂物,它能在胃黏膜表面形成很薄的水层,这个水层既能抵抗外来侵犯因子对胃黏膜的损害,又能促进溃疡病灶的愈合。牛奶中的蛋白质以酪蛋白为主,还有乳清蛋白,消化吸收好,是老年人的最佳食品。

不要空腹喝牛奶。因为牛奶的蛋白质要经过胃和小肠的分解形成氨基酸后才被人体吸收,而早上空腹喝牛奶,在胃肠内很快排空,牛奶还来不及消化就排到大肠了,不利于蛋白质的吸收和消化。因此,喝牛奶时最好吃一些淀粉类食品,如面包、饼干等,才有助于牛奶消化吸收。

7. 过食辛辣食物有损胃黏膜 辣椒有健胃、助消化的作用,因为辣椒含有一种叫辣椒素的成分,对口腔及胃肠有刺激作用,能增强胃肠蠕动,促进消化液分泌,增加胃黏膜血流量,加快胃黏膜代谢,以增进食欲。但是,过多的辣椒素会刺激胃黏膜,使其产生充血、水肿,甚至黏膜糜烂、溃疡、蠕动加快,胃酸分泌过多,从而引起胃痛、腹痛、腹泻、肛门烧灼剧痛,加重胃炎、胃溃疡病情,出现胃烧灼感、泛酸等。辛辣食物还会使大肠吸收水分作用增强,使粪便干硬,引起便秘,并促使痔疮出血。

8. 慎用解热镇痛消炎药 长期服用解热镇痛抗炎药,如阿司匹林、对乙酰氨基酚、吲哚美辛、双氯芬酸、布洛芬、吡罗昔康、美洛昔康等,这些药会产生胃肠道不良反应,如胃黏膜糜烂、溃疡、出血、穿孔或胃肠道梗阻等，并阻碍溃疡愈合，增加溃疡复发率和出血等。据报道，美国有 5％～25％ 胃及十二指肠溃疡病与长期服用解热镇痛抗炎药有关。因此，中老年人要慎用这些药品，预防消化性溃疡的发生，也有助于溃疡愈合，并防止并发症的发生。

9. 积极根除幽门螺杆菌感染 根除幽门螺杆菌感染方案可分为质子泵抑制药为基础和胶体铋剂为基础的方案两大类：一种质子泵或一种胶体铋加上克拉霉素、阿莫西林（或四环素）、甲硝唑（或替硝唑）3 种抗生素中的其中两种，组成三联方法（表2）。

表2 根除幽门螺杆菌感染三联疗法

质子泵抑制剂或胶体铋剂	抗菌药物
奥美拉唑 40 毫克/日	克拉霉素 500～1000 毫克/日
兰索拉唑 60 毫克/日	阿莫西林 1000～2000 毫克/日
枸橼酸铋钾（胶体次枸橼酸铋）480 毫克/日	甲硝唑 800 毫克/日
选择一种	选择两种
上述剂量分2次口服，疗程7天	

10. 不吸烟、不饮酒 烟草及烟草燃烧的烟雾中含有多种致癌物，这些致癌物不仅与肺癌的发生有关，也与胃溃疡、胃癌有关。每日吸烟量愈多，吸入得愈深，开始吸烟年龄愈小，吸烟年代愈长，所吸香烟的焦油量愈多，诱发胃部损伤愈大。

酒类饮料的化学成分十分复杂，除乙醇外，还有上千种成分，其中夹杂着的危害物很多，仅酒精这种成分，可以使胃黏膜上皮细胞蛋白质变性，引起胃黏膜糜烂、溃疡、出血和癌症的发生。因此，中老年人不要吸烟饮酒。

（四）预防消化性溃疡三字经

胃溃疡，球溃疡，分不清，消化性。

溃疡病，要预防，胃无恙，才健壮。

解热药，镇痛药，抗炎药，致溃疡。

高盐食，要远离，生食品，不宜吃。

进口食，不过热，不过烫，胃不伤。

细细嚼，慢慢咽，营养素，好吸收。

喝牛奶，好处多，保护胃，助入睡。

讲卫生，分餐制，公用品，宜少用。

辛辣品，有刺激，烟和酒，都伤胃。

四、胆石病高危人群防治策略与保健

胆石病是指胆管系统，包括胆囊的胆管发生结石的疾病，其临床表现取决于结石的部位、是否造成胆管梗阻和感染等因素。胆石病是中老年人急性胆管梗阻的主要原因，而老年胆石病的发病率为 30%～70%。

（一）胆石病高危人群及脸谱

见图 27。

（二）治疗原则

1. 控制饮食 在急性发作期应控制脂肪类食物，尤其动物性脂肪要禁止摄入，因为脂肪类食物可促进缩胆囊素分泌而增加胆囊收缩，使奥狄括约肌不能及时舒张使胆汁流出。但植物油有利于利胆，使胆汁流出，可适当进食。

2. 控制胆绞痛 轻者可静卧休息。严重绞痛者应禁食、胃肠减压、静脉补液，并给予解痉药、硝酸甘油舌下含化，也可给予阿托品肌内注射、异丙嗪肌内注射可加强镇痛作用。必要时可给予镇痛药，如哌替啶或美沙酮等。镇痛药与解痉药联合应用可加强

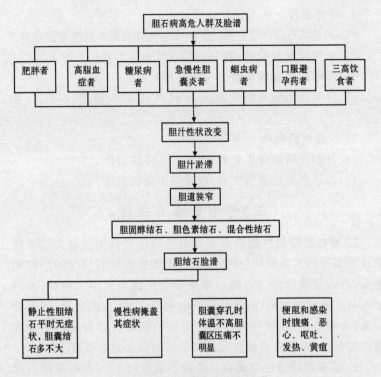

图 27　胆石病高危人群及脸谱

镇痛作用。

3. 内镜治疗

（1）内镜下奥狄括约肌切开取石术,适用于治疗并取出胆总管下端嵌顿结石,以恢复肝肠之间的通畅引流。

（2）经口胆管镜直视下激光碎石及高压液电碎石,适用于治疗胆管结石。

（3）腹腔镜下胆囊切除术,其优点:创伤小、愈合快、住院日短、疗效佳。

4. 手术治疗 手术的适应证如下。

(1)胆管结石伴严重梗阻、感染、中毒性休克或有肝脏并发症者。

(2)长期反复发作的梗阻和感染,经非手术治疗无效者。

(3)X线造影发现胆管有机械性梗阻者。

(4)伴有严重胆囊病变者:结石较大、症状较重、胆囊积水、积脓等。

5. 中医中药治疗

(1)肝胆气滞通降失常者,以辛开苦降法治疗。

(2)湿热壅阻正虚邪实者,以清热解毒法治疗。

(三)防治策略与保健

1. 积极治疗急性胆囊炎 细菌感染可能是无胆囊炎结石性急性胆囊炎的主要发病原因,但绝大多数胆囊结石引起的急性胆囊炎,感染是继发的。药物治疗主要为抗菌和抗感染治疗,本病多为革兰阴性菌感染,故选择较强的氨苄西林、头孢菌素、氨基糖苷类,通常选 2～3 种联合用药。积极治疗急性胆囊炎严防变成慢性胆囊炎,而慢性胆囊炎又是胆结石的形成的主要原因。

2. 积极治疗慢性胆囊炎 慢性胆囊炎的 70% 有胆囊结石存在。治疗原则是紧急手术解除胆管梗阻并减压引流,挽救生命为主要目的。

3. 有蛔虫者要驱虫治疗 因为蛔虫易钻入胆管,不仅引起上腹绞痛并合并胆管感染,还易形成胆结石,所以应用左旋咪唑彻底驱出蛔虫。

4. 肥胖者应减肥可以预防胆结石 应进行饮食治疗,不主张半饥饿或禁食疗法,采用低热能平衡饮食疗法的原则是在限制总热能的基础上保持蛋白质、碳水化合物和脂肪比例,以每日体重减轻 0.5～1.0 千克为宜。运动疗法是中老年肥胖者减肥的基本措施,长期坚持,运动时心率不超过(170－年龄)次/分,运动后精

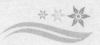

力充沛,无明显疲劳感为宜。

5. 有效治疗高脂血症 高脂血症是胆石症的主要原因之一。主要采取饮食治疗,体育活动及药物治疗三结合。控制进食者,低脂低糖饮食。根据血脂情况,给予降脂药物,坚持长期体育活动是最好的选择。

6. 积极控制血糖是糖尿病患者预防胆结石的基础 糖尿病患者由于胰岛素作用不足等原因,可导致脂蛋白酶活性下降,引起血浆乳糜颗粒和三酰甘油增多,血脂增高又易导致胆结石。因此,要限制总热能和降低糖的比重,对于肥胖者应逐步降低体重,至标准体重±5%,并坚持适量的运动。根据血脂情况选用降脂药物治疗。

7. 调节饮食结构 中老年人应选择清淡低脂食物,烹调时多用植物油,限制高胆固醇类食品,如动物内脏。忌用一切酒类、饮料及刺激性食物。

8. 其他 长期口服避孕药者、妊娠者也易患胆结石,应限制高脂肪饮食,适当体育运动,定期做B型超声检查胆囊情况,可早发现、早治疗、早预防胆结石。

(四)预防胆石病三字经

胆结石,常见病,早预防,免绞痛。

肥胖者,减体重,控主食,限油腻。

血脂高,易出石,限脂肪,胆囊好。

有蛔虫,要驱出,胆囊壁,无感染。

胆囊炎,胆石先,积极治,不留患。

糖尿病,结石伴,要避免,降糖先。

多运动,身体健,胆道通,生石难。

避孕药,有隐患,慎用药,胆囊健。

妊娠女,不过胖,结石病,远离你。

五、胃癌高危人群防治策略与保健

(一)胃癌高危人群及脸谱

见图 28。

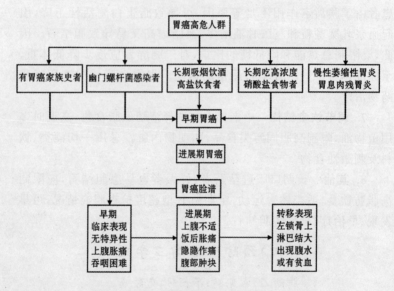

图 28 胃癌高危人群及脸谱

(二)治疗原则

1. 手术治疗

(1) 0 期、Ⅰ期:根治性手术。

(2) Ⅱ期、Ⅲ期:根治性手术,术后辅助化疗,或做术前、术中化疗、免疫化疗。

2. 化疗 胃癌术前、术中、术后均可辅助化疗,以提高手术切

除率,减少复发率及提高生存率。

3. 免疫治疗 胃癌的免疫治疗疗效不十分理想。

4. 放疗 胃癌对放射线的敏感性较低,单独应用难于达到根治目的。

(三)防治策略与保健

1. 改变饮食习惯 外源性物质要通过食物链进入人体,都要经过胃对多种食物机械的、化学的、物理的及生物的消化,因此,饮食习惯在胃癌的发生过程中起重要作用。可以说绝大多数胃癌是吃出来的,要预防胃癌,必须从改变饮食习惯做起,从现在做起,从青少年做起。养成良好的饮食习惯,具体做法应注意以下几点。

(1)进餐时要有积极、乐观、愉快的心情,才能提高大脑皮质的生理功能,只有保持机体内外环境的平衡,才能增进食欲。

(2)保证有充足的睡眠,才能保证胃肠功能良好,有利于消化、吸收及排泄功能。

(3)切忌一到饭桌就想起不愉快的事情,更不可一到吃饭时就生闷气,或打孩子、骂老婆或数落丈夫,心情压抑时不仅影响食欲,还会导致免疫功能下降,引发胃癌。

(4)进食前要善于及时调整好自己的情绪,学会控制感情,转移情绪,自娱自乐,保持心理平衡,有利于增强胃的生理功能和抗癌能力。

(5)坚持每日三餐制,定时定量,勿暴饮暴食,不吃零食、不偏食、不挑食、不吃素食。

(6)进餐时要多加咀嚼,人的唾液具有抑制诱发癌症的过氧化脂质的生成,而细嚼慢咽能增加唾液分泌。

(7)每秒钟咀嚼一次食物,每口食物若能咀嚼 30 次,不仅有助消化、中和胃酸、保护胃黏膜,还具有防治胃癌的作用。

（8）避免进食过快、过饱、过烫、过硬、过咸，以及有刺激性食物，以免损伤胃黏膜，成为发生胃癌的诱因。

（9）少吃难以消化的食物，如高蛋白、高脂肪和黏食。

（10）要养成多喝白开水的习惯，以助消化，保持大便通畅，有利于及时排出肠道的代谢产物。

2. 改变不良的饮食结构　目前，已发现在某些特殊加工的食品中，亚硝胺的含量较高，在腌制的肉食品中应用的作料内常含有亚硝胺的前体物质，如粗制的食盐中含有硝酸盐经细菌还原为亚硝胺。有的生产厂家将硝酸盐直接加入肉、鱼制品中作为发色剂及抑菌剂，在适当的条件下可合成具有致癌作用的亚硝胺。改变饮食结构的处方如下：

（1）改进烟熏食品的加工方法：应禁止用燃烧木材烟熏制，改用烟发生器的冷烟熏制或烟液熏制，以减少亚硝胺的生成。

（2）禁止应用粗制盐烹调和腌制蔬菜。禁止食用变质腐烂的腌制食品。不吃或少吃腌制食品及含盐浓度在5%以下的初腌制蔬菜（8天以内含亚硝酸盐量最高）。

（3）经常食用腌制食品者，应同时服用维生素C，每次100毫克，每日3次，可抑制体内亚硝胺的生成。但亚硝胺已经生成后，维生素C则无预防亚硝胺的致癌作用。

（4）在胃癌的高发区，应大力提倡施用钼肥，因为钼肥不仅使粮食增产，且粮食中钼含量增高，硝酸盐含量则会减少。白萝卜和大白菜施用钼肥后，其维生素C含量平均增加1/3，而硝酸盐含量则下降近1/3，维生素C又可还原硝酸盐，不产生亚硝胺。应大力提倡多吃新鲜蔬菜和水果，少吃或不吃腌制食品，以降低胃癌的发病率和死亡率。胃癌高发区的食品和饮用水，应大力提倡在紫外线或可见光下暴晒2～3小时，可使大量亚硝胺分解破坏。

（5）腌制食品应存放在干燥、通风和阴凉之处，要避免长时间高温下堆放，以减少硝酸盐的产生。

（6）胃酸缺乏者或患有慢性胃炎者,应少吃或不吃腌制食品,可减少胃内亚硝胺的合成。

3. 少食油炸烧烤烟熏食品 焦肉中含有很强的致癌物质——杂环胺,如果每周进食 4 次焦肉,患胃癌、乳腺癌、肠癌的机会,如同吸烟或吸入石棉的致癌作用是一样的。

熏烤食品致癌性的强弱是由以下因素决定的:①与进食量有关,进食量愈多,摄入人体内的致癌物质的量也愈多,且有剂量-反应关系,因此熏烤食品不可作为日常食品,尤其老年人更不宜多吃。②与熏烤加工方法有关,用劣质的煤炭、木材、废油熏烤的食品,产生的致癌物质——苯并芘量增多,熏烤的时间愈长,熏烤的愈焦化,产生的苯并芘的量也愈多。③与火焰的距离有关,熏烤的食物与火焰距离愈近,所产生的苯并芘的量愈多。④与食物种类有关,熏烤肉类、鱼类时,苯并芘含量较多,而淀粉类食品,如烤白薯、面包类食品苯并芘含量较少,或不含苯并芘。

4. 保持平衡膳食 过度肥胖是严重的富裕病,在发达国家中,有 1/4～1/2 的人体重过重。而体重过重不仅患高血压、冠心病、糖尿病、结石病和痛风的危险性比一般人高,过度肥胖者肿瘤的发病率也较高,尤其是胃肠道癌、乳腺癌、宫颈癌、卵巢癌。中老年人容易肥胖,这是因为摄入的热能物质,包括脂肪、碳水化合物、蛋白质过多,而活动相对较少,剩余的热能转化为脂肪在体内蓄积,而脂肪是发生胃癌的祸首。随着我国人民生活水平的不断提高,蛋白质、脂肪的摄入量也过多,这是引发胃癌的原因之一。为此,中老年人应保持平衡膳食,以预防胃癌的发生。

5. 每天五蔬果 1991 年,美国推出"天天五蔬果,胃癌远离我"的饮食防癌运动后,癌症发病率和死亡率开始下降。

只有多种类、足分量的蔬菜和水果,才是预防胃癌的秘诀。因为蔬菜和水果中含有纤维素、维生素、矿物质、抑癌的化学成分。每日摄取蔬菜量由 150 克增至 400 克,可降低 60％胃癌的危

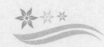

险性。

防癌蔬菜可分为十字花蔬菜、深绿色蔬菜及橘红色蔬菜与水果等,其中十字花科蔬菜(青花菜、花椰菜、包心菜、甘蓝)具有抗氧化作用;深绿色蔬菜含有丰富的维生素 C,具有预防胃癌、肺癌的作用;橘红色蔬菜和水果,含有类胡萝卜素,具有保护皮肤、黏膜的完整,增强机体免疫功能,也有预防胃癌的作用。具体做法应注意以下几点。

(1)成人每日食用 5 份不同种类的新鲜蔬菜和水果,即 3 份蔬菜,2 份水果,每份至少 100 克,其中至少有一份深绿色或深黄色蔬菜。

(2)每天若能摄取 400～800 克蔬菜和水果,既可防癌又可防止心血管疾病(如高血压、动脉硬化),以及痛风、肥胖、便秘等文明病,此方法堪称是最简便、最有效的饮食保健法。

(3)每日吃一份(100 克)胡萝卜,具有突出的防癌抗癌作用,并有阻止癌肿发展和转移作用。但胡萝卜素属脂溶性物质,故只有在油脂中才能被吸收。因此,胡萝卜最好烹调后食用,或用肉一起煨,以保证有效成分被人体吸收利用。

(4)各种蔬菜和水果防癌发生率见表 3。

表 3　各种蔬菜防癌发生率

蔬　果	确实防癌	很可能防癌	可能防癌
生　菜	胃　癌		
绿叶蔬菜	肺癌、胃癌	口腔癌、咽喉癌	食管癌、结肠癌、乳腺癌
十字花科蔬菜		结肠癌、直肠癌、甲状腺癌	
青葱、大蒜	胃　癌	结肠癌	

续表

蔬　果	确实防癌	很可能防癌	可能防癌
萝卜类	胃　癌	肺癌、膀胱癌	口腔癌、直肠癌
番　茄	胃　癌		肺　癌
柑橘类	胃　癌		口腔癌、食管癌

6. 不吃发霉变质的食物　研究发现,真菌和真菌毒素通过食物进入胃内后,即有致癌或促癌作用。其中致癌作用最强的是黄曲霉菌素 B_1,它是一种前致癌物,通过环氧化作用,又经一系列的化学变化成为终致癌物,可引起细胞突变而致癌。

有些真菌还能使胃内的硝酸盐还原为亚硝酸盐,并能分解蛋白质,从而增加食物中脂质的含量,且又为合成有致癌作用的亚硝胺提供了物质基础。

7. 不吸烟　吸烟与癌症有着密切关系已经被现代医学所肯定。吸烟者的癌症发病率是不吸烟者的 7～11 倍。且每日吸烟量愈多,吸入得愈深,开始吸烟的年龄愈小,吸烟年代愈长,所吸香烟内的焦油含量愈高,则诱发癌症的危险性也就愈大。因为烟草及烟草燃烧的烟雾中含有多种致癌物质,其中以苯并芘为代表的多环芳烃就有十多种。苯并芘是公认的化学致癌物质,不仅与肺癌的发生有关,也与胃癌的发生有关。每天吸 20 支烟,一年就吸入苯并芘 700 微克。将苯并芘涂在 50 只老鼠的皮肤上,有 14只发生癌症。烟中所含的尼古丁,一滴尼古丁足可杀死三匹重为180～200 千克的马。如果将 3 支烟的尼古丁由静脉注入人体,人将在 3～5 分钟死亡。

在湿度大的环境中,香烟极易受潮发霉,真菌可以大量繁殖生长,其中有黄曲霉菌、黑曲霉菌、灰绿曲霉菌、烟曲霉菌等的真菌毒素,有明显的致胃癌或促胃癌作用。

尤其需要强调的是,吸烟的致癌作用与烟的种类关系不大,既无论是雪茄还是纸烟,无论是过滤嘴烟还是非过滤嘴烟,无论是浓烟还是淡烟,致癌作用一样大。

8. 不饮酒 世界卫生组织(WHO)郑重声明:"少量饮酒有益于健康的说法无科学根据,酒精是仅次于烟草的第二杀手,且饮酒没有安全量。"

酒类饮料的化学成分十分复杂,除乙醇外,还含有上千种成分。其中夹杂着的危害物有亚硝胺类化合物、真菌毒素、氨基甲酸乙酯、石棉(由石棉滤料中带入),以及粮食果品等原料附着的残留农药或砷剂。这些都是已明确的致癌物,如混入甲醇或乙二醇则毒性更大。无论何种名酒或陈年老酒,都不会有益于健康。仅酒精这种成分,就可使胃黏膜上皮细胞蛋白质变性,从而增加胃癌的发病率。

9. 每天一杯奶 牛奶中有多种抗癌成分,其中含量最多的是共轭亚油酸。如果在动物饲料中添加 $0.5\%\sim1\%$ 的共轭亚油酸,即使给动物喂养或注射强致癌物质,这些动物日后患癌率也大大降低。经人体观察,牛奶可以有预防乳腺癌和胃癌的作用,即使对已患早期癌症者,坚持每天一杯牛奶或奶制品,也具有抑制癌症生长的效果。因此,中老年人每天一杯牛奶,不仅能提供人体优质蛋白质,而且是钙的最佳来源,又是慢性胃炎、慢性胃溃疡的饮食补品,长期喝牛奶能预防胃癌。

10. 增强自我防癌理念 科学研究已经证实,癌症本身不会传染,但是诱发癌症的有些因素中,却有明显的传播特征。例如,容易引起胃癌的幽门螺杆菌感染,现已肯定可以通过接吻、共用餐具及共用卫生用具、共同进餐等多种途径进行传播。

日常生活起居等密切接触,都可能成为"夫妻癌"发生的物质基础,夫妻一方患上胃癌,而另一方发生胃癌的危险性明显增高。因此,夫妻双方都要及时查出有无共同的致癌因素,如常摄入高蛋白质、高脂肪食物,喜食腌制食品或油炸、熏烤食品,长年进食发霉变质食品;或另一方是为幽门螺杆菌感染所致胃癌者等。除积极改变不良的生活起居和饮食习惯外,还要建立健康的生活方式,树立防癌意识。

预防夫妻胃癌应做到以下几点:

(1)室内要保持干燥、通风,因为幽门螺杆菌在体外的大气或无氧条件下不生长,在室温25℃以下也难以生存。

(2)要做到饭前、便后洗手,因为幽门螺杆菌主要传播途径是口-口和粪-口传播。

(3)健康者应避免与幽门螺杆菌感染阳性者口对口接吻,以免感染幽门螺杆菌。

11. 根治幽门螺杆菌感染 幽门螺杆菌与胃癌的发生有因果关系,受幽门螺杆菌感染者的胃癌发病率为未受幽门螺杆菌感染者的6倍,根治幽门螺杆菌感染,可以有效地预防胃癌的发生。

根治幽门螺杆菌最有效的方法就是药物治疗,应用杀灭幽门螺杆菌的药物如下。

(1)枸橼酸铋钾,每日480毫克,分2次,口服。

(2)羟氨苄青霉素(阿莫西林),每日1 000～2 000毫克,分2次,口服。

(3)甲硝唑,每次0.4克,每日2次,口服。

以上三种药物联合应用2周,可以使幽门螺杆菌根除率达94%,从而可以有效地预防胃癌的发生。

12. 根治胃溃疡 少数胃溃疡患者可发生癌变,尤其有长期慢性胃溃疡病史、年龄在45岁以上、溃疡面顽固不愈者,更应积极治疗,根治胃溃疡才能预防癌变。

(1)一般治疗

①保证充足的蛋白质。营养充足能够改善全身状况,促进溃疡愈合,每日蛋白质的摄入量应不少于1克/千克体重,给予充足

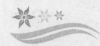

的蛋白质(如牛奶、鸡蛋、豆浆、豆腐及豆制品、猪瘦肉、鸡肉、鱼肉等)是溃疡愈合的重要物质基础。

②供给适量的脂肪。适量的脂肪可抑制胃酸的分泌,但不可长期过量食用脂肪,以防出现高脂血症。

③供给适量碳水化合物,以补给充足的热能。

④避免食用刺激性食物。如辛辣的调味剂、肉汤、浓茶、咖啡、巧克力、可乐等。

⑤多食用粗糙的食物。如干豆类、小米、玉米、芹菜、韭菜、生萝卜、卷心菜、洋葱等。

⑥严禁服用刺激性药物,如阿司匹林及其制剂、保泰松、布洛芬、吲哚美辛等。

(2)饮食调养

①理想食物。如面片、面条、稀粥、豆浆、乳类、蛋类、瘦肉、菜叶等,这些食物刺激性小又易消化,并具有较高的缓冲胃酸的作用。

②定时定量进餐。每日三餐适合于一般患者,但在发作的急性期,白昼每2小时进餐一次,可使胃液酸度变动幅度较小,一旦症状得到改善或控制,宜尽快改为平时的一日三餐。

③饮食温度要适宜。勿过烫、过冷,以免刺激溃疡面;不宜食用大量糖;也应禁食产酸、产气的食物,如土豆、红薯、生萝卜、甜点心等。

④补充含维生素A和维生素C的蔬菜和水果。如有色蔬菜、菠菜、苜蓿、豌豆苗、胡萝卜、冬苋、番茄、杏子,将有利于溃疡的愈合。

⑤补充膳食纤维。因饮食中纤维膳食减少,易出现便秘,可常食香蕉、蜂蜜、果汁、菜汁及果冻食品,以利润肠通便。

⑥讲究烹调方法。应多选用蒸、煮、氽、软烧、烩、焖、炖等方法,不宜用油炸、油煎、爆炒、醋熘、凉拌等方法。

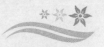

⑦不宜吃得太饱，以免导致胃窦部过度扩张，增加胃泌素的分泌，不利于溃疡愈合。

（3）生活调养

①戒烟酒。

②注意休息，保证足够的睡眠时间。劳逸结合十分重要。

③消除思想负担和焦虑，以积极、乐观、向上的心情接受治疗。

（4）药物治疗

①抗生素治疗。克拉霉素（又叫甲红霉素），每日500～1 000毫克，分2次口服；羟氨苄青霉素（又叫阿莫西林），每日1 000～2 000毫克，分2次口服；四环素，每日1 000～2 000毫克，分2次口服；甲硝唑（或替硝唑），每日500毫克，分2次口服。

从上述4种抗生素中任选2种，疗程为7天。

②质子泵抑制药或胶体铋剂治疗。奥美拉唑，每日40毫克，分2次口服；兰索拉唑，每日60毫克，分2次口服；枸橼酸铋钾（胶体次枸橼酸铋），每日480毫克，分2次口服。

从上述3种药中任选1种，与上述2种抗生素组成三联疗法。

如幽门螺杆菌对甲硝唑治疗产生耐药时，可将甲硝唑改为呋喃唑酮治疗，用法如下：呋喃唑酮，每日200毫克，分2次口服。

③如初次治疗失败者，可用四联疗法治疗。奥美拉唑，每日40毫克，分2次口服；枸橼酸铋钾，每日480毫克，分2次口服；阿莫西林，每日1 000～2 000毫克，分2次口服；呋喃唑酮，每日200毫克，分2次口服。

（5）维持治疗

①适应证。幽门螺杆菌阴性胃溃疡；胃溃疡复发者；幽门螺杆菌再感染者。

②治疗方案。上述标准剂量的半量，睡前顿服；奥美拉唑，每日10毫克或20毫克，每周2～3次，口服。

③维持治疗时间(视病情而定)。轻者 3～6 个月;长者 1～2 年或更长。

(6)手术治疗。

13. 及时切除胃息肉　胃息肉是胃黏膜的良性病变,是胃黏膜表面出现隆起的肿物,是一个形态上的概念。多数胃息肉患者无明显的临床症状,少数患者可发生胃出血,靠近幽门管的息肉可引起幽门梗阻,也可因长期慢性小量出血而出现严重的缺铁性贫血。常在 X 线钡剂检查或胃镜检查时无意中发现。

胃息肉被看作是胃癌的癌前病变,是因为有的息肉发生了癌变。多发性胃息肉的癌变率高于单发性胃息肉,腺瘤性胃息肉高于炎症性胃息肉。其中以绒毛状息肉的癌变率最高,可达 30%～70%。但一般认为息肉的癌变率不是很大,大约在 5%。临床发现息肉直径大于 2 厘米,广基无蒂,或蒂粗而短的息肉易于癌变。因此,对胃息肉的治疗最好是及时切除,不仅能降低癌变机会,也能减少胃癌的发病率。

14. 积极治疗慢性萎缩性胃炎　慢性萎缩性胃炎的发生最主要的病因是幽门螺杆菌感染,也与吸烟、饮酒、药物等刺激,十二指肠液反流等因素有关。

慢性萎缩性胃炎病程迁延,大多无明显症状。可有上腹部不适、饱胀,尤以进食后为甚。并有上腹部无规律性隐痛、嗳气、反酸、胃烧灼感、食欲不振、恶心、呕吐等。

慢性萎缩性胃炎之所以被视为胃癌的癌前疾病,是因为国内 15 所医院对 421 例慢性萎缩性胃炎患者历经 2～10 年的随访,发现胃癌发生率为 2.14%。因此,凡出现上腹部饱胀、嗳气、反酸和食欲不振等,应及时就诊,最好能做胃镜检查以明确诊断。

15. 积极治疗残胃炎　因胃及十二指肠溃疡和息肉等良性疾病而行胃部分切除术后,特别是毕氏Ⅱ式吻合术后(BilrothⅡ式手术者),将剩余的胃部分称为残胃。由于残胃和吻合口易发生炎症,称为残胃炎。部分残胃炎患者又发生了胃癌称为残胃癌。这可能因为胃大部分切除后,胃就丧失了幽门括约肌收缩功能,使胆汁反流引起反流性胃炎;手术切除了胃窦部分后,胃泌素的分泌量减少,胃黏膜缺乏胃泌素的营养作用,导致胃的屏障功能下降,有利于亚硝酸类化合物在残胃内合成,使已受损害的胃黏膜屏障更易受到致癌物质——亚硝胺的影响而导致残胃癌的发生。

(四)预防胃癌三字经

> 细细嚼,慢慢咽,食入胃,消化易。
>
> 不暴饮,不暴食,不伤肝,不伤胃。
>
> 要戒酒,要戒烟,不反流,胃无恙。
>
> 老胃炎,不安全,少辛辣,低食盐。
>
> 喝牛奶,保胃丹,吃豆腐,胃平安。
>
> 爱吃蒜,量不限,能杀菌,胃癌远。
>
> 七份菜,三份果,天天吃,永不辍。
>
> 癌前病,定期查,可疑时,连根拔。
>
> 霉变粮,应拒绝,油炸品,宜少吃。

六、结直肠癌高危人群防治策略与保健

(一)结直肠癌高危人群及脸谱

见图29。

(二)治疗原则

1. 手术治疗 结直肠癌的根治性治疗首选外科治疗。

(1)结肠癌根治性手术。

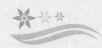
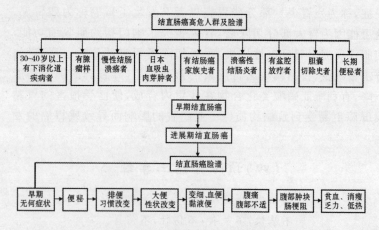

图 29　结直肠癌高危人群及脸谱

（2）直肠癌手术治疗。

2. 化疗　高危Ⅱ期和Ⅲ期以上的结直肠癌均需要化疗。

3. 放疗

（1）辅助性放疗。

（2）结直肠癌术前放疗。

（三）防治策略与保健

1. 改变生活方式　有资料显示,长期生活不规律,通宵饮酒狂欢,大量吸烟,心情压抑,又不注意锻炼身体,而导致肥胖,或老年人丧偶,天天喝闷酒又吸烟等不良生活方式和不良生活行为,是诱发肠癌的重要原因之一。

2. 积极防治肠道疾病　各种慢性肠炎、血吸虫病,慢性痢疾（包括阿米巴痢疾）等,特别是对于肠道息肉更应及早治疗。大肠息肉分为 5 大类,其中腺瘤性息肉是真性肿瘤性息肉,是一种大肠癌前病变。所以,当发现大肠内有腺瘤时,就应该进行治疗,摘除腺瘤并进行病理学检查,希望在良性腺瘤阶段予以摘除,以防肠癌的发生。如不予以早期治疗,绝大多数会变成肠癌,预后不良。

3. 少用油、用对油、常换油 脂肪对人们营养是不可缺少的物质,饮食中含有一定量的脂肪时,不仅能延迟胃内排空,增加饱腹感,又可以改进食物的感官性状,增添美味。蔬菜中有适量的脂肪有助于胡萝卜素、维生素 A、维生素 D、维生素 E 的吸收。但脂肪的供应量只限于满足以上需要,而不宜摄入过多,高脂肪饮食是肠癌的元凶。因此,少用油、用对油、常换油能够预防肠癌,维持均衡饮食是保证健康的不二法则。

(1)少用油:是指每人每天食用油量不应超过 2～3 汤匙(即20 克左右);植物油所含必需脂肪酸比动物油高。必需脂肪酸是人体新陈代谢不可缺少的物质,它对防止动脉硬化有一定作用;不用动物油,因为动物油含较多的胆固醇,中老年摄入过多动物油,不仅易患动脉硬化、高血压等文明病,也是大肠癌的罪魁祸首。而植物油非但不含胆固醇,而且还能阻止人体吸收胆固醇。

少用油的方法,就是多用清蒸及水煮,少用油炒、炸、烤等方式烹调。

(2)用对油:是指尽量应用橄榄油烹调菜肴。巴塞罗那曼斯·特里亚斯·普霍尔医学院的研究人员将 108 只老鼠分成若干组,每组分别喂以富含红花油、鱼油或橄榄油的食物,其中每组一半的老鼠又喂以致癌物质。研究结果发现:鱼油和橄榄油可预防肠癌,他们能保护细胞免受自由基侵害——自由基能破坏细胞并使其恶化的原子团。为了预防大肠癌的发生,有条件者应多用橄榄油烹调。

(3)常换油:是指轮流使用含有饱和脂肪酸油、单不饱和脂肪酸油及多不饱和脂肪酸油,其合理比例应为 1：1.5：1。如此一来,才能有效降低血中总胆固醇及低密度胆固醇的浓度,从而减少高血脂、心血管疾病及肠癌的威胁。

4. 每天一份奶 牛奶中富含钙质,钙可以直接抑制大肠黏膜上皮细胞的过度增殖,并能与大肠内的游离胆固醇酸结合成不溶性的钙皂,从而保护大肠黏膜免受肠道毒物的侵害,同时具备防癌作用。

有学者对 10 名长期吃高脂肪食物和有结肠癌病史者进行观察,每天给他们服 1.2 克钙来中和肠道内的胆酸,2～3 个月后结果显示,癌细胞数目明显减少。因此,该学者认为,每天最好喝1.1 升脱脂牛奶。

据美国《食物学营养百科全书》记载,1 000 毫升全牛奶中的主要成分见表4。

表 4 1 000 毫升全牛奶的主要成分

成 分	剂 量
能 量	3632kJ(629kcal)
蛋白质	33 克,乳清蛋白与酪蛋白之比为 18∶82
脂 肪	38 克,未饱和脂肪酸为 20%
碳水化合物(主要为乳糖)	48 克
杂 质	7.3 克
胆固醇	145 克
钠	506 毫克
钾	1375 毫克
磷	1030 毫克
氯	1170 毫克
钙	920 毫克
镁	20 毫克

成　分	剂　量
铁	0.5 毫克
锌	4 毫克
镉	30 毫克
铜	140 毫克
碘	47 毫克
氟	0.3 毫克
硒	0.04 毫克
维生素 A	1025 国际单位
维生素 D	420 国际单位
维生素 E	0.82 毫克
维生素 K	34 微克
维生素 B_1	0.04 毫克
维生素 B_2	1.69 毫克
维生素 B_6	0.44 毫克
维生素 B_{12}	4 毫克
维生素 B_5	0.94 毫克
叶　酸	52 微克
维生素 B_3	3 毫克
维生素 H	32 毫克
维生素 C	9 毫克
胆　碱	207 毫克
肌　醇	41 毫克

酸奶在营养成分上与鲜奶的区别在于其含有大量乳酸,不仅保留了原有鲜奶的一切营养成分,而且乳酸可使蛋白质结成微细的凝乳,变得更易消化。因此,酸奶也具有降低胆固醇,减少肠道内产生致癌物质的功效。

科学家建议,每天食用低脂或酸奶 250～500 毫升,以保证摄取足够的钙,不仅可预防多种癌症,还能预防骨质疏松、心脏病、糖尿病等富贵病。

5. 多食淀粉性食物　流行病学调查表明,含谷物多的膳食可增加患食管癌的危险性。含淀粉多的膳食可增加患胃癌的危险性。以上结果看来相互矛盾,这是因为那些膳食极其单调,或膳食中含有大量精制碳水化合物而缺乏保护性食物成分。含有大量纤维的膳食可以降低罹患肠癌的危险性,而进食大量精制糖的膳食则易患肠癌。

谷物、根茎、香蕉和豆类是多种微量成分的主要来源,这些微量成分对许多器官的癌症很可能都有保护作用。

(1)富含淀粉的食物是全球大多数国家和地区的主食,这些食品对健康是有益的,又是能量的主要来源。

(2)应多选用富含淀粉及蛋白质的植物性食品,而少选用肉类(尤其红肉)、脂肪(尤其动物性脂肪)、糖、酒精类含量多的膳食,有利于预防癌症。

(3)全谷类(如糙米)。全麸面包、全麦面食都含有大量人体必需的脂肪酸、维生素(尤其 B 族维生素),矿物质及纤维;富含淀粉和蛋白质的植物性食物(表5)。

表5 富含淀粉和蛋白的植物性食物

膳食建议	食物种类	每日平均摄入量	
		总能量(%)	重量(克)
模式Ⅰ:以谷物为基础的膳食	谷 物	35～50	560～800
	根茎、块茎	5～10	100～200
	大蕉(包括香蕉)	0～4	0～80
	豆 类	2～4	40～80
模式Ⅱ:以面包或谷物制品和根茎类为基础的膳食	谷 物	5～10	80～160
	谷物制品	0～20	0～320
	面 包	16～20	256～320
	根茎、块茎	8～24	160～480
	大蕉(包括香蕉)	0～4	0～80
	豆 类	2～4	40～80

注:谷物、根茎、块茎、大蕉和豆类的能量值是指在制备及在烹调和即食时只加水,而不加脂肪和糖。表中各类食物并不是固定不变的。在每一类别中可用多种食物搭配,也可用两类食品区相搭配,但每一种配比中,豆类不可少

6. 多食富含纤维素的食物 早在 16 世纪时,人们就知道了食物纤维素的有益作用。如今,流行病学及动物实验研究更是已经证明,饮食中纤维缺乏是肠癌发病的高危因素。

饮食中纤维素的有如下作用。

(1)食物中纤维素可使粪便从肠道排空加快,因而肠道内容物中的胆酸、胆固醇与细菌作用时间减少,产生致癌物质的量也减少,而且致癌物质与大肠黏膜接触作用时间缩短,因此纤维素可减少患大肠癌的机会。

(2)食物中纤维素在大肠内可被细菌酵解而产生短链脂肪酸,而短链脂肪酸呈酸性,可降低肠道 pH,不利于癌细胞发生的

肠道小环境。

(3)食物中纤维素具有吸收水分性能,可增加粪便体积,稀释肠道中的致癌物质,减缓其致癌作用。

(4)膳食中的纤维素能吸附胆酸并可抑制胆酸羟基化,而次级胆酸则是促癌剂,因此,膳食中的纤维素可以减少大肠内致癌物质的生成。

(5)膳食中的纤维素可以改变肠道内的菌群,也有利于减少肠道内致癌物质的生成。

(四)预防结直肠癌三字经

多蔬菜,少蛋白,高纤维,低脂肪。

常运动,限体重,勿暴食,宜定量。

不吸烟,酒少量,有百益,无一害。

多吃蒜,杀真菌,硝酸胺,难生成。

肠息肉,埋隐患,早治愈,保平安。

血吸虫,寄肠壁,早防治,癌远离。

防便秘,勿久坐,要排便,定时间。

高危人,应随访,有血便,必查明。

七、肝癌高危人群防治策略与保健

(一)肝癌早期脸谱及高危人群

见图30。

(二)治疗原则

1. 手术治疗 肝癌的手术治疗包括:①初次切除;②复发转移再手术切除;③不能切除的肝癌缩小后再切除(又称二期切除)。

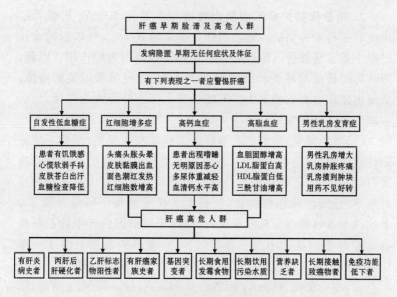

图30 肝癌早期脸谱及高危人群

2. 介入治疗 介入治疗是指经皮肤股动脉穿刺,肝动脉灌注化疗药物或栓塞剂。

3. 生物治疗 补充消灭肿瘤细胞的生物制剂,以提高生活质量。

4. 放射治疗 仅适用于不能手术切除的较大肝癌。

5. 对症治疗 控制腹水、发热、头痛和纠正恶病质等。

(三)防治策略与保健

1. 预防肝癌要从新生儿开始 肝癌和肝炎密切相关,由于婴幼儿机体免疫功能不全,有免疫耐受性,一旦感染肝炎,便将成为肝炎病毒持续携带者,以后可能发展成为慢性肝炎、肝硬化、肝癌。因此,预防肝癌要从新生儿做起。

2. 阻断母婴之间乙型肝炎传播　大部分 HBsAg 携带者是由他们的母亲传播的。被乙型肝炎感染的新生儿,在以后的成长过程中更容易接受其他致肝癌因素和促肝癌因素的作用。因此,阻断母婴传播是减少和最终消灭 HBsAg 慢性携带的关键措施,从而也能预防肝癌的发生。阻断母婴之间乙肝病毒的传播,包括主动免疫和被动免疫。

(1)被动免疫:孕妇在乙型肝炎急性期或恢复期(不论 e 抗原阳性或阴性)所生的新生儿,都要应用特异性高效价乙肝免疫球蛋白(HBIG)。乙肝免疫蛋白中的乙肝表面抗体可中和入侵的乙肝病毒,逐渐清除乙肝病毒,使新生儿免受感染。每毫升含 200 单位以上者可称高价免疫球蛋白,但由于目前国内产生的乙肝病毒免疫球蛋白还达不到这样的效价,每毫升内多数只含 100 单位,因此,使用时应按每千克体重 0.075~0.2 毫升计算。

(2)主动免疫:HBsAg 阳性合并 HBeAg(乙型肝炎 e 抗原)阳性或乙型肝炎病毒-脱氧核糖核酸(HBV-DNA)阳性的母亲所生的新生儿,如不采取特殊预防措施,有 80%~90% 的新生儿在出生后 3~6 个月可成为 HBsAg 阳性。但单纯 HBsAg 阳性,尤其 HBsAg 滴度较低或乙型肝炎 e 抗体阴性时,其传染性很低,甚至不传染。我国自 1992 年 1 月起,在全国推进新生儿和学龄前儿童乙肝疫苗免疫接种工作,通常采用 0、1、6 月 3 针间隔接种法;对 HBsAg 阳性和(或)HBeAg 阳性的母亲所生的新生儿,则按照 0、1、6 程序各注射 1 次乙肝疫苗。每次注射基因工程疫苗 10 毫克。

3. 全民预防肝炎　预防肝炎不仅是个人的小问题,而是群众防病的大事,涉及一个民族一个国家的经济发展程度、文化水平及生活水平等众多的人民素质问题。预防肝炎的措施如下。

(1)积极提倡早期发现,早期报告,早期隔离制度:对于肝炎患者可实施医院隔离或家庭隔离,急性期患者隔离期限于发病起不少于 30 天,在隔离期间应做到以下 4 点:①居住分开,如在家隔离,可将患者分室、分床或隔离在床的一边,患者与健康人分开使用被褥。②用具分开,患者要用的专门的碗、筷、水杯、牙刷、毛巾和脸盆等。③健康人与患者分开,患者在隔离期间不串门,不到公共场所,不到饭馆进餐,不与健康人接触。④患者用过的物品及排泄物要进行彻底消毒处理。

(2)做好相关人员的健康检查工作:感染了乙肝病毒的人不能从事托儿所、饮食、自来水工作,对从事这些工作的人应定期体检,检测肝功及 HBsAg 与 HBeAg 等,发现肝炎者或 HBsAg 阳性,尤其同时有 HBeAg 阳性者,应调离做其他工作。

(3)加强对献血人员的管理:献血人员要每年定期全面身体检查,凡不具备献血条件者,均不得献血。

(4)做好环保工作:积极做好水源管理、饮水消毒及饮食卫生。

(5)养成良好的卫生习惯:饭前、便后认真洗手;护理患者后要用流动水、肥皂彻底洗手。洗刷用具,尤其是牙刷、刮胡子的刀片等不能混用。在外理发,不要用理发店的刀具修面。

(6)加强卫生教育和管理:确保一人一针一管一消毒,提倡应用一次性注射器,以防止医源性传播。对带血污染物品彻底消毒处理,加强血液制品管理,严格掌握输入血制品的指征。

肝癌与肝炎尤其是乙型肝炎密切相关,肝炎发病率降低了,肝癌的发病率和死亡率也必将降低。

4. 积极治疗慢性肝炎 慢性肝炎如有桥样坏死或多小叶坏死时,约有 80% 在 5 年内可由慢性肝炎发展为肝硬化。在重叠感染其他病毒或肝炎病毒发生变异时,持续的病毒复制使炎症持续,持续的炎症可加重肝硬化,甚至发展为肝癌。因此,积极防治慢性肝炎,能预防肝癌。

(1)一般治疗:①活动期应住院治疗,卧床休息。肝功能明显

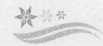

受损者,应绝对卧床休息。②严禁烟酒,包括低度酒和啤酒。③妇女应禁止妊娠。

(2)药物治疗:①补充多种维生素,如维生素 B_1,每次 10 毫克,每日 3 次,口服;维生素 B_2,每次 10 毫克,每日 3 次,口服;维生素 B_6,每次 10 毫克,每日 3 次,口服;维生素 C,每次 100 毫克,每日 3 次,口服。②抗病毒治疗。③护肝降酶药物

5. 积极防治肝硬化　肝硬化是一种以肝组织弥漫性纤维化、段小叶和再生结节形成为特征的慢性肝病。临床上多以肝功能损害和门静脉高压(如脾大、呕血或便血、腹水等)为主要表现。我国以病毒性肝炎所致的肝硬化为主,主要为乙型、丙型、丁型病毒重叠感染,通常由慢性肝炎演变而来。长期大量饮酒,每日摄入酒精 80 克达 10 年以上时,可引起肝硬化。

肝硬化与肝癌的关系十分密切,国内肝硬化合并肝癌的发生率为 9.9%～16.6%,欧美为 10%;国内肝癌合并肝硬化发生率为 53.9%～85%,欧美较低。因此,积极防治肝硬化能预防肝癌的发生。应当指出,肝硬化是一种慢性病理过程,要想通过某些药物来完全扭转肝硬化,不是一件容易的事情,只能减轻症状,改善肝功能,可望减慢肝硬化的进展过程。所以,对于肝硬化来说,预防重于治疗。

6. 防止粮食霉变　动物实验已经证实,黄曲霉菌素 B_1 有强烈的致癌作用。流行病学调查发现,在粮油、食品受到黄曲霉菌素 B_1 污染严重的地区,肝癌发病率也较高,提示黄曲霉菌素 B_1 可能诱发肝癌。因此,防霉去毒能够预防肝癌。

7. 饮用水消毒　流行病学调查表明,肝癌高发区居民饮用池塘水、宅沟水和地沟水的人,肝癌发病率高,而饮用大河水、井水(浅井或深井)的人,肝癌发病率低。因此,饮用水消毒能够预防肝癌。

8. 减少亚硝胺的摄入　亚硝基化合物为强致癌物,人类很多

癌症都与亚硝胺有关,减少亚硝胺的摄入量有助于预防肝癌。

(1)改进食品加工方法:禁止应用燃烧木材烟熏食品,腌肉、鱼时,勿用预先混合好的食盐、胡椒、辣椒混合物,而采用分别包装,可减少亚硝胺的形成。

(2)不吃或少吃肉类罐头食品:加强食品卫生管理力度,严格查处超标使用硝酸钠或亚硝酸钠类罐头生产单位。

(3)增加维生素C的摄入:实验证明,维生素C可以阻断亚硝胺在体内的合成,防止动物发生癌变。但是当亚硝胺已经合成,维生素C则无预防癌症的作用。流行病学调查发现,肝癌在高、中及相对低发区土壤中含氮量、硝酸盐和亚硝酸盐含量与癌症死亡率间有一定关系。因此,在肝癌高发区,应提倡居民多吃新鲜蔬菜,尽量不吃或少吃酸菜、腌菜,以增加膳食中维生素C的含量。冬季也可口服维生素C,每次100毫克,每日2~3次,可阻断亚硝胺在体内合成。

(4)施用钼肥:肝癌流行区土壤中钼含量虽然较高,但植物和人体吸收较少。因此,施用钼肥后,不仅粮食增产,而且粮食中钼含量增加,硝酸盐含量下降。白萝卜及大白菜施钼肥后,维生素C含量增加38.5%,而亚硝酸盐平均下降26.5%。维生素C可使亚硝酸还原为一氧化氮,从而降低亚硝酸根离子浓度,阻断亚硝胺的合成。

(5)暴晒污染食品和饮水:亚硝胺在紫外线及可见光照射下,可发生光解作用。冬季晒3小时,夏季晒2小时,可使食品及饮水中在亚硝胺分解破坏。

(6)多食含钼食品:应多食含钼食品,如咖啡、芝麻、小麦、糙米、牡蛎、菠菜等。

9. 预防肝癌要戒酒 适量饮酒可增强健康这种看法实际上并无科学依据,实际上酒精是仅次于烟草的第二杀手。酒的主要成分是乙醇,烈性酒中乙醇含量高达65%。有的酒就是用酒精勾兑而成。饮酒后,80%～90%的乙醇在肝脏氧化,过量饮酒,更会加重肝脏的负担,不仅诱发肝癌,同样对家庭和社会造成极大的危害,因此最好尽快戒酒。有的酗酒者戒酒如戒毒一样困难,可在医生的帮助下完成戒酒。

10. 降低农药在食品中的残留 在肝癌高发区,有机氯农药污染很普遍,各种水源甚至水缸中都可测到。农药有致癌作用,因此,降低农药在食品中的残留可以预防肝癌。

(1)制定合理使用农药的规章制度:主要包括限制使用农药的种类、施用范围和限制施药到收获的间隔时间。凡经多种动物试验有毒性反应,特别是有致癌、致畸、致突变倾向的农药,均应禁止或限制使用。

(2)限制农药在食品中的残留量:可根据有关食品中农药允许残留量标准。另外,将蔬菜和粮食等彻底清洗后烹调,水果削皮食用,可减少摄入农药的含量。

(3)尽量使用高效、低毒、低残留的农药:研制、生产和尽量使用高效、低毒、低残留的农药,降低污染食品对人体的危害是一项根本措施。

(4)改进农药释放技术:改进农药释放技术,可不断减少用药量,提高药效,而且可以减少对食品及环境的污染,有益于人体健康。

11. 改变生活方式降低家族性肝癌的发生 在肝癌家族聚集现象的同时,也存在乙、丙、丁型肝炎病毒感染的聚集现象。患有乙丙丁型肝炎的妇女会将肝炎病毒传染给下一代,在下一代有可能发展为慢性病毒性肝炎、肝硬化、肝癌。

如果在一个家族中能保持一种健康的生活方式,肝癌就可能很难侵袭一个家族。因为,肝癌家族聚集现象与不健康的共同生活方式和共同生活行为也有密切关系。因此,预防肝癌家族聚集现象,应采取以下措施。

（1）凡家庭或家族中有慢性病毒性肝炎（乙丙丁型病毒性肝炎）、肝硬化、肝癌者，全家成员应树立防癌意识，要充分认识到肝癌能够治疗，但更重要的是肝癌要早期预防。

（2）肝癌遗传基因的因素并不多，而环境因素才是肝癌发生的决定性因素。只要能改变家庭或家族生存的外环境，就可以预防肝癌的发生。

（3）一个人经历的诸如吸烟、酗酒、高脂肪、环境污染及卫生条件差等因素，都对肝癌的发生具有一定作用。因此，在家庭中要彻底清除可能致癌的因素。

（4）要改变不良的饮食习惯和饮食结构，如少盐、少肉、少油、少脂肪饮食。用猛火烹调的肉类，不论是猪肉、羊肉、家禽或鱼肉等都会释放出高危险的致癌物质（杂环胺），使人易患癌症。

（5）增强机体的抗病能力，平时应锻炼身体，增强体质，以提高机体的抗病能力。如过度抑郁或紧张与肝癌的发生都有一定的关系。因此，经常保持饱满的乐观精神，对预防肝癌有重要意义。

（6）重视肝癌的早期诊断和普查。凡是病毒性肝炎病毒携带者、慢性病毒性肝炎及肝硬化者，至少每半年做一次甲胎蛋白检测，B型超声波检查，或其他有关检查，为肝癌的早期发现、早期诊断、早期治疗等提供更多更切实可行的措施，这是家族性肝癌预防的重要内容之一。

12. 高危人群须警惕　肝癌高危人群要特别警惕肝癌的早期表现，并定期普查，每年做一、二次甲胎蛋白检测。尤其慢性病毒性肝炎患者、肝硬化患者、家族中有肝癌患者的人、肝癌高发区的居民、长期嗜酒、酗酒者，特别是年龄在 40～50 岁的男性。对于慢性病毒性肝炎感染者，应持续抑制乙肝病毒，减少肝损害及抗病毒治疗将减少肝癌的发生率。

（四）预防三字经

新生儿，要接种，防肝炎，保一生。

勤洗手，分餐制，防病毒，免传染。

肝炎者，要早防，三分治，七分养。

发霉食，含毒素，致癌物，不摄入。

脂肪肝，减体重，多运动，比药精。

肝硬化，戒烟酒，亚硝盐，不能沾。

第四章　呼吸系统疾病

一、急性上呼吸道感染高危人群防治策略与保健

上呼吸道感染简称上感,为外鼻孔至环状软骨下缘包括鼻腔、咽或喉部急性炎症的概称。

上感是人类最常见的传染病之一,多发于冬春季节,多为散发,且可在气候突变时小规模流行。主要通过患者喷嚏和含有病毒的飞沫经空气传播,或经污染的手和用具接触传播。

可引起上感的病原体大多为自然界中广泛存在的多种类型病毒,健康人群亦可携带,且人体对其感染后产生的免疫力较弱,持续时间较短,病毒间也无交叉免疫,故可反复发病。

上感发病不分年龄、性别、职业和地区,免疫功能低下者易感,通常病情较轻、病程短、可自愈,预后良好。但由于发病率高,不仅影响工作和生活,有时还可伴有严重并发症,并具有一定的传染性,应积极防治。

有70%～80%上感由病毒引起,另外部分为细菌引起。接触病原体后是否发病,还取决于传播途径和人群易感性。淋雨、受凉、气候突变、过度劳累等可降低呼吸道局部防御功能,致使原有的病毒或细菌迅速繁殖,或者直接接触含有病原体的患者喷嚏、空气,以及污染的手和用具诱发本病。少数患者可并发急性鼻窦炎、中耳炎、气管炎等。以咽炎为表现的上呼吸道感染,部分患者可继发溶血性链球菌引起的风湿热、肾小球肾炎等,少数患者可并发病毒性心肌炎,应予警惕。

上感看似并非大病,轻者无须治疗,一般经 3～5 天即可治愈。然而,感冒对身体的危害不可轻视,轻者可诱发其他疾病的加重,例如,原有慢性气管炎者可诱发急性发作;原有慢性肝炎者可致肝功能受损;原有心脏病者可致心力衰竭、心绞痛甚至心肌梗死;原患有其他慢性重症病者,可能导致迅速恶化,甚至出现呼吸衰竭、心力衰竭而死亡。重者可能出现多种并发症,严重时甚至危及生命。例如,上感患者可能出现很多并发症:最常见的有喉炎、鼻窦炎、鼻炎、中耳炎、气管炎、肺炎等。重症上感可能高热不退、昏迷不醒,甚至合并心肺脑并发症而死亡。

(一)上呼吸道感染的高危人群及其脸谱

见图 31。

(二)治疗原则

目前尚无特效抗病毒药物,治疗上感以对症处理为主,同时戒烟、多休息、多饮水、保持室内空气流通和防治继发细菌感染,给予易消化的液质或半流质饮食,补充多种维生素,保持鼻咽、口腔的清洁,预防并发症的出现。

1. 对症治疗 有急性咳嗽、鼻后滴漏和咽干症状的患者应服用伪麻黄碱治疗以减轻鼻部充血,亦可局部滴鼻应用。必要时可适当加用解热镇痛类药物。高热、烦躁及头痛者,可给予解热镇痛药,如阿司匹林、苯巴比妥、地西泮等。高热呕吐者,予以静脉补液。

2. 抗菌药物治疗 有发热和白细胞总数升高、咽部脓痰、咳黄痰和流鼻涕等细菌感染证据的患者,可口服青霉素、第一代头孢菌素、大环内酯类或喹诺酮类抗菌药。

3. 抗病毒药物治疗 若无发热,免疫功能正常,发病超过 2

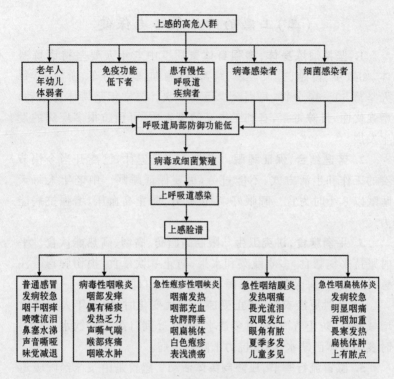

图 31 上呼吸道感染高危人群及脸谱

天一般无须应用。对于免疫缺陷患者,可早期常规使用。利巴韦林和奥司他韦有较广的抗病毒谱,对流感病毒、副流感病毒和呼吸道合胞病毒等有较强的抑制作用,可缩短病程。

4. 中药治疗 具有清热解毒和抗病毒作用的中药均可选用,有助于改善症状,缩短病程。如清热感冒冲剂、板蓝根冲剂、连翘解毒片、藿香正气口服液等。

（三）上感的防治策略与保健

1. 坚持锻炼身体，增强身体素质 中老年人要坚持锻炼身体，如散步、慢跑、打太极拳、跳舞、练瑜伽、骑自行车、游泳等，每天坚持 30～60 分钟，每周至少运动 5 次。要常年坚持体育运动，增强代谢，排除毒素，有利于提高健康素质，可预防很多疾病的发生发展。

2. 劳逸结合，保证睡眠 老年人多已退休，已离开当今快节奏的工作和生活方式，不能过劳，更要保证睡眠。中老年人每天睡眠以 8 小时为宜。睡眠好，心情就好，防止高血压，增强抗病能力。

3. 平衡膳食，讲究卫生 限制高脂肪、高糖、高热能饮食。平时坚持平衡膳食，多吃蔬菜和水果，防止暴饮暴食，损伤脾胃。注意口腔卫生，每天餐前餐后睡前刷牙，防止口腔感染。

4. 及时更换衣物，防止受凉 天气变化时，中老年人应及时增减衣物，防止着凉，平时多饮水，不要等到口渴了再饮水。口渴时表明身体已缺水，易抵抗力下降而生病。

5. 感冒流行季节，应限制集体活动 感冒是由飞沫经呼吸道传染，在工厂、企业、学校等集体单位，如有感冒流行趋势，应限制集体活动，中老年人不宜到人多的地方去，并争取早发现、早报告、早隔离、早治疗。

6. 中草药预防感冒 用板蓝根 200 克，金银花 20 克，贯众 150 克，煎至 2 500 毫升，可供家庭 5～8 天服用。

7. 食醋蒸熏预防 关好门窗，每平方米用 2～5 毫升食醋，放在火炉上煮沸，使其蒸发，熏染整个房间，每周 1～2 次。

8. 清淡饮食 患者因病食欲不振，故应给予清淡、易消化的高热能、高维生素、低脂肪的流质或半流质饮食。多吃蔬菜和水果，又可防止便秘。

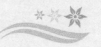

9. 适当休息　不要过劳,发热患者应卧床休息为主。

(四)预防上感三字经

上感病,最常见,冬春季,好多发。

病情轻,疗程短,可自愈,能传染。

治疗上,多对症,戒烟酒,多饮水。

发热者,解热剂,伴呕吐,应补液。

重预防,勤锻炼,可慢跑,太极拳。

增营养,平衡膳,多果蔬,防暴食。

讲卫生,勤刷牙,加减衣,莫受寒。

勿劳累,睡好觉,蒸食醋,熏房间。

体弱者,重防护,戴口罩,远人群。

二、肺炎高危人群防治策略与保健

肺炎是指终末气道、肺泡和肺间质的炎症,可由病原微生物、理化因素、免疫损伤、过敏及药物所致。近年来,尽管应用强力的抗菌药物和有效的疫苗,肺炎总的病死率仍未降低,甚至有所上升。发病率和病死率高的原因与社会人口老龄化、吸烟、伴有基础疾病和免疫功能低下有关,如慢性阻塞性肺病、心力衰竭、肿瘤、糖尿病、尿毒症、神经疾病、药瘾、嗜酒、艾滋病、久病体衰、大型手术、应用免疫抑制药和器官移植等。

老年肺炎主要是指老年人(＞60岁)肺部(包括肺泡、肺间质、终末气道等)出现炎症症状,导致整个身体功能受到影响,严重的可能会导致患者死亡。临床相关数据统计表明,老年肺炎的病死率高达16％,已经成为严重威胁老年人生命健康安全的主要疾病。但是,由于老年肺炎起病较为隐匿,临床症状缺乏特异性,大大增加了临床诊断难度,漏诊率和误诊率较高。

（一）老年肺炎的高危人群及脸谱

见图 32。

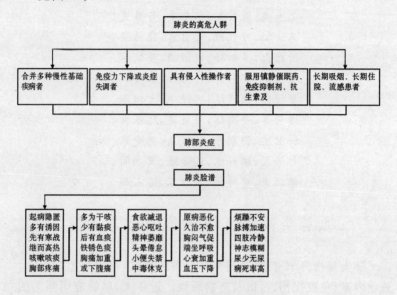

图 32　老年肺炎高危人群及脸谱

（二）治疗原则

　　老年肺炎在我国发病率和病死率都很高,有综合文献报道,65 岁以上老年人肺炎的发病率为 1.6％,75 岁以上为 11.6％;肺炎在 65 岁以上老年人死因中占第三位,在 75 岁以上老年人死因中占第一位;根据统计方法、地域、国度不同,其平均病死率为 30％～60％。很显然,老年肺炎对高龄患者的威胁程度已超过癌症、心脑血管疾病,且随着社会老龄化程度的增高而越来越高,对人类健康的威胁与严重程度有越来越重的趋势。因此,必须给予高度重视。老年肺炎治疗原则主要有这样几点:一是早期发现,

积极治疗；二是全身治疗和抗感染治疗并重；三是精心护理，防止并发症。

1. 一般支持疗法 一般支持疗法主要是通过对老年肺炎患者补充丰富的维生素、蛋白质、葡萄糖等营养物质和微量元素，促进老年肺炎患者能够较快地恢复。对于处在急性期的老年患者，应当建议其卧床休息，同时对患者的呼吸、血压、心率等变化进行仔细观察。老年肺炎患者由于意识障碍容易忽视主动喝水的环节，使绝大多数老年肺炎患者在就诊时经常出现脱水状态。对于呼吸困难者可增加吸氧工作，同时加强翻身拍背，鼓励患者及时咳嗽咳痰，或者通过雾化吸入进行祛痰药治疗。对于患者出现的高热症状应当给予适当的物理降温，禁止使用退热药。

2. 抗生素的应用 从医学理论的角度讲，医生最好根据老年肺炎患者的下呼吸道分泌物或者胸水涂片革兰染色和细菌培养的结果，对老年人肺炎进行抗生素治疗。由于有关老年人肺炎的细菌学资料很难获得，因而老年人肺炎的抗生素选择在多数情况下主要是建立在临床经验的基础上，综合考虑老年肺炎患者的临床表现、既往史、年龄和环境等因素，并结合流行病学资料进行药物选择。

在积极治疗肺炎的同时，不能忽视原发病的治疗，注意加强营养支持，提高机体抵抗力尤为重要。注意保持气道通畅，可防治痰液潴留加重肺部感染。若并存慢性支气管炎尤其是喘息型和肺气肿可联合应用茶碱类，重症肺炎时短期酌用激素静脉滴注有较好疗效。

（三）老年肺炎的防治策略与保健

1. 加强锻炼和营养 在日常生活中，坚持适当的体育锻炼，以增强耐寒及抗病能力；加强营养，在饮食上经常选择高蛋白、高碳水化合物、低脂肪及富含维生素 A、维生素 C 的食物，如鲜鱼、

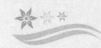

瘦肉、牛羊肉、鸡蛋、菜花、胡萝卜、西红柿、苹果、香蕉、梨、蘑菇、茯苓、山药、百合、薏苡仁等。

2. 积极治疗呼吸道疾病 积极治疗慢性气管炎、鼻炎、鼻窦炎、咽喉炎、牙周炎等疾病,以清除呼吸道感染的隐患。

3. 避免感冒 根据气温变化情况,尤其是早晚间要适当增减衣服,避免感冒。老年人的体质已经下降,跟年轻人不一样,所以患有感冒后千万不要"扛",要马上去医院治疗。尤其是在高热 3 天后,如果体温仍未下降,要立刻去医院。

4. 远离传染源 如果周围有患感冒或肺炎者,老年人要远离之,避开传染源,以免被传染。

5. 注射疫苗 年龄大于 65 岁者可注射流感疫苗。对年龄大于 65 岁或不足 65 岁,但有心血管、肺疾病、糖尿病、酗酒、肝硬化和免疫抑制者(如 HIV 感染、肾衰竭、器官移植受者等)可注射肺炎疫苗。

6. 养成良好的生活习惯 戒烟戒酒,搞好居室环境卫生,注意居室清洁通风,保持空气清新。

(四)预防老年肺炎三字经

老年人,体质弱,防肺炎,要知道。

冬春季,好多发,多隐匿,漏诊多。

食欲减,犯恶心,没精神,尿失禁。

久低热,常胸闷,气急促,需警惕。

气温变,加减衣,莫着凉,别感冒。

勤锻炼,身体健,讲卫生,勤通风。

高蛋白,低脂肪,维生素,要充足。

牛羊肉,胡萝卜,西红柿,要多吃。

传染源,要避之,高龄者,打疫苗。

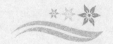

三、慢性支气管炎高危人群防治策略与保健

慢性支气管炎(简称"慢支")是气管、支气管黏膜及其周围组织的慢性非特异性炎症。临床上以咳嗽、咳痰为主要症状,每年发病持续3个月,连续2年或2年以上。早期症状轻微,多于冬季发作,春夏缓解,晚期因炎症加重,症状可常年存在。其病理学特点为支气管腺体增生和黏膜分泌增多。病情呈缓慢进行性进展,常并发阻塞性肺气肿,严重者常发生肺动脉高压,甚至肺源性心脏病。本病为我国常见多发病之一,发病年龄多在40岁以上,吸烟患者明显高于不吸烟患者,在我国患病率北方高于南方,农村较城市发病率稍高。

(一)慢性支气管炎的高危人群及其脸谱

见图33。

(二)治疗原则

针对慢支的病因、病期和反复发作的特点,采取防治结合的综合措施。在急性发作期和慢性迁延期,应以控制感染和祛痰镇咳为主;伴发喘息时,应予解痉平喘的治疗;对临床缓解期,宜加强锻炼,增强体质,提高机体免疫力,以预防复发为主。

1. 急性加重期的治疗

(1)控制感染:抗菌药物治疗可选用喹诺酮类、大环内酯类、β-内酰胺类或磺胺类口服,如左氧氟沙星0.4克,每日1次;罗红霉素0.3克,每日2次;阿莫西林2～4克/日,分2～4次口服;头孢呋辛1.0克/日,分2次口服;复方磺胺甲基异噁唑,每次2片,每日2次。病情严重时静脉给药。如果能培养出致病菌,可按药敏试验选用抗菌药。

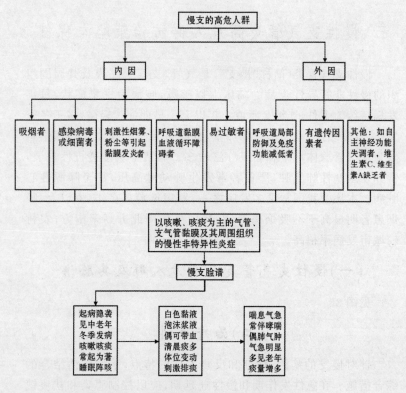

图 33 慢性支气管炎高危人群及脸谱

(2)镇咳祛痰:可试用复方甘草合剂 10 毫升,每日 3 次;或复方氯化合剂 10 毫升,每日 3 次;也可加用祛痰药溴己新 8～16 毫克,每日 3 次;盐酸氨溴索 30 毫克,每日 3 次;桃金娘油 0.3 克,每日 3 次。干咳为主者可用镇咳药物,如右美沙芬、那可丁或其合剂等。中成药止咳也有一定效果。老年体弱无力咳痰者或痰量较多者,应以祛痰为主,协助排痰,畅通呼吸道。

(3)平喘:有气喘者可加用解痉平喘药,如氨茶碱 0.1 克,每日

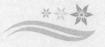

3次,或用茶碱控释剂,或长效 β_2 受体激动药加糖皮质激素吸入。

2. 缓解期治疗

(1)戒烟,避免有害气体和其他有害颗粒的吸入。

(2)增强体质,预防感冒,这是防治慢性支气管炎的主要内容之一。

(3)反复呼吸道感染者,可试用免疫调节药或中药,如细菌溶解产物、卡介菌多糖核酸、胸腺素等,部分患者可见效。

(三)慢支的防治策略与保健

1. 预防感冒 避免感冒,能有效地预防慢性支气管炎的发生或急性发作。

2. 调整饮食结构 饮食宜清淡,忌辛辣荤腥。

3. 戒烟 戒烟是预防慢性支气管炎的重要措施之一,吸烟会引起呼吸道分泌物增加,反射性地引起支气管痉挛,排痰困难,有利于病毒、细菌的生长繁殖,使慢性支气管炎进一步恶化。

4. 腹式呼吸 腹式呼吸能保持呼吸道通畅,增加肺活量,减少慢性支气管炎的发作,预防肺气肿、肺源性心脏病的发生。具体方法:吸气时尽量使腹部隆起,呼气时尽力呼出使腹部凹下。每天锻炼 2~3 次,每次 10~20 分钟。

5. 尽量远离有害气体和颗粒 香烟、烟雾、粉尘、刺激性气体(二氧化硫、二氧化氮、氯气、臭氧等)可损伤气道上皮细胞,使纤毛运动减退,巨噬细胞吞噬能力降低,导致气道净化功能下降。同时刺激黏膜下感受器,使副交感神经功能亢进,支气管平滑肌收缩,腺体分泌亢进,杯状细胞增生,黏液分泌增加,气道阻力增加。香烟烟雾还可使氧自由基产生增多,诱导中性粒细胞释放蛋白酶,抑制抗胰蛋白酶系统,破坏肺弹性纤维,引发肺气肿的形成。煤炉散发的煤气能诱发哮喘,厨房居室应注意通风或安装抽油烟机,以保持室内空气新鲜。

6. 消除过敏源 寄生虫、花粉、真菌等能引起支气管的特异性过敏反应,应保持室内外环境的清洁卫生,及时清除污物,消灭过敏源。

7. 坚持锻炼,适当休息 增强体质,提高耐寒能力和机体免疫力。可根据自身体质选择适合自己的运动项目,如太极拳、五禽戏、快走等。坚持锻炼能提高机体抗病能力,活动量以无明显气急、心跳加速、过分疲劳为度。

(四)预防慢性支气管炎三字经

老慢支,咳喘痰,冬多发,春夏缓。

后晚期,炎症重,病情久,难康复。

晨多咳,白黏痰,喘气急,动后现。

要预防,必戒烟,食清淡,忌辛辣。

重保暖,莫感冒,腹呼吸,通道畅。

勤开窗,散毒气,讲卫生,重清洁。

勤锻炼,增免疫,五禽戏,太极拳。

动有度,喘必休,症状缓,可微动。

雾霾天,少出行,出门前,口罩先。

四、支气管哮喘高危人群防治策略与保健

支气管哮喘是一种由嗜酸性粒细胞、中性粒细胞、肥大细胞、T淋巴细胞等多种炎症细胞之间的相互作用引起的支气管慢性炎症,这种炎症使易感者对各种激发因子具有气道高反应性,在外源性和(或)内源性刺激因素触发下而导致广泛的、可逆的气道狭窄所产生的综合征。

支气管哮喘发病有2个年龄高峰,最常见于儿童,老年期乃是哮喘发病的第二高峰。哮喘患者中60岁以后首次发病者占

3％,而70岁以后发病者＜1％。老年支气管哮喘有两种情况:一种是幼年时期或中青年时期开始发病,反复发作,迁延至老年;另一种是进入老年期才初次发病。广义说,凡有支气管哮喘临床表现,年龄＞60岁的患者,都可称为老年性哮喘。

据一项调查表明,老年哮喘患病率达2.6％,且有1/4未能得到及时诊断。老年哮喘的严重性不容低估,尽管近年哮喘死亡率有所下降,但老年人哮喘死亡率居高不下。因哮喘而死亡者以65岁以上老年人居多。既有因诊断不及时和对病情严重程度评估不足所致,亦有因为治疗用药不当,而使病情加重或出现不良反应所致。

(一)支气管哮喘的高危人群及脸谱

见图34。

(二)治疗原则

目前,国内外指南对老年哮喘的治疗无特殊区分,一般认为,老年哮喘的治疗目的和年轻哮喘相同,目的在于控制症状,减少发作,提高生活质量,而非根治。治疗原则亦类似,但老年哮喘患者有极大的异质性,生理特征不同,病龄长短不一,临床症状轻重不一且不典型,合并肺内或肺外其他疾病,且哮喘的病理生理改变和年轻患者不同。

老年哮喘的药物治疗目前存在一定的挑战,由于社会经济因素、受教育程度、婚姻状况、疾病严重性等多种因素会导致老年人的顺从性较差。而且老年哮喘患者多有合并症,药物之间的相互作用会产生协同、拮抗作用乃至产生严重的不良反应,因此,如何使用最少的药物达到最大的疗效在老年哮喘中显得更加重要。

1. 脱离变应原 部分患者能找到引起哮喘发作的变应原或其他非特异刺激因素,立即使患者脱离变应原的接触是防治哮喘

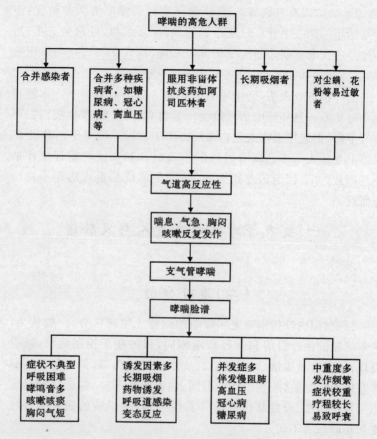

图 34　哮喘高危人群及脸谱

最有效的方法。

2. 治疗哮喘药物

（1）缓解哮喘发作：此类药物主要作用为舒张支气管，故也称支气管舒张药。

①β2 肾上腺素受体激动药（简称 β2 激动药）。β2 激动药是控制哮喘急性发作的首选药物。常用的短效 β 受体激动药有沙丁

胺醇、特布他林和非诺特罗,作用时间为 4～6 小时。长效 β_2 受体激动药有福莫特罗、沙美特罗及丙卡特罗,作用时间为 10～12 小时。长效 β_2 激动药尚具有一定的抗气道炎症,增强黏液-纤毛运输功能的作用。不主张长效 β_2 受体激动药单独使用,须与吸入激素联合应用。

②抗胆碱药。吸入抗胆碱药如异丙托溴铵,为胆碱能受体(M 受体)拮抗药,可以阻断节后迷走神经通路,降低迷走神经兴奋性而起舒张支气管作用,并有减少痰液分泌的作用。与 β_2 受体激动药联合吸入有协同作用,尤其适用于夜间哮喘及多痰的患者。可用 MDI(定量气雾剂),每日 3 次,每次 25～75 微克或用 100～150 微克/毫升的溶液持续雾化吸入。约 10 分钟起效,维持 4～6 小时。不良反应少,少数患者有口苦或口干感。近年发展的选择性 M_1、M_3 受体拮抗药如泰乌托品(噻托溴铵)作用更强,持续时间更久(可达 24 小时)、不良反应更少。

③茶碱类。茶碱类是目前治疗哮喘的有效药物。茶碱与糖皮质激素合用具有协同作用。

(2)控制或预防哮喘发作:此类药物主要治疗哮喘的气道炎症,亦称抗炎药。

①糖皮质激素。糖皮质激素是当前控制哮喘发作最有效的药物。可分为吸入、口服和静脉用药。

②LT 调节药。通过调节 LT 的生物活性而发挥抗炎作用,同时具有舒张支气管平滑肌。可以作为轻度哮喘的一种控制药物的选择。常用半胱氨酸 LT 受体拮抗药,如孟鲁司特 10 毫克,每日 1 次。或扎鲁司特 20 毫克,每日 2 次,不良反应通常较轻微,主要是胃肠道症状,少数有皮疹、血管性水肿、转氨酶升高,停药后可恢复正常。

③其他药物。酮替酚和新一代组胺 H_1 受体拮抗药阿司咪唑、曲尼斯特、氯雷他定在轻症哮喘和季节性哮喘有一定效果,也

可与 β_2 受体激动药联合用药。

（三）哮喘的防治策略与保健

1. 营造舒适的生活环境 每天进行室内通风换气，室温保持在 18～20℃，相对湿度 50％～60％，保持房间清洁，以湿式清扫，避免灰尘飞扬，注意打扫死角灰尘，避免能引起过敏的螨虫滋生。保持室内空气流通，保持环境舒适与室内空气新鲜、洁净，避免与过敏源接触。避开花粉，由花粉引起的哮喘多呈明显的季节性。哮喘患者的衣被、床上用品也应少用丝绵及羽绒制品。注意防寒保暖，季节变换及早、晚温差大时容易着凉，要及时增加衣服，预防感冒。寒冷天气外出时，酌情戴口罩、围巾，使颈部保暖，防止气管炎发作。在衣料的选择上，羊毛内衣、鸭绒背心、动物毛皮衣物，以及腈纶、涤纶等化学纤维衣料，易引起哮喘发作，故哮喘患者的内衣以纯棉织品为宜，且要求面料光滑、柔软平整，衣服不宜过紧。另外，哮喘患者的衣裤要经常拿到太阳下暴晒，以杀灭螨虫等致病菌。

2. 调整饮食结构 由于哮喘患者蛋白质的消耗量大，为了补充蛋白质和增强抵抗力，应多选择食用鸡蛋、牛奶、瘦肉、大豆及豆制品等。目前，医学上已确认有许多食物可引起哮喘发作，如新鲜海鱼、虾、蟹等，哮喘者应避免食用。根据老年哮喘患者的饮食习惯和特点，做一些易消化、富含营养的饮食，宜少量多餐，并多吃水果和蔬菜。饮食以高蛋白、高钙、低糖类、低盐的流质或半流质饮食为主，少量多餐。平时家庭就餐时，避免进食诱发哮喘的食物，如海鲜、蛋类、乳类、葱蒜等。哮喘发作时，应少吃易引起胀气及难以消化的食物，如豆类、马铃薯、地瓜等，避免腹胀压迫胸腔而加重呼吸困难。寒性哮喘者不宜多食性偏凉的食物，如生梨、菠菜、毛笋等，而应进食性温食物，如羊肉、鹅肉、姜、桂圆等；热性哮喘者则正好相反，荸荠、白萝卜、胡桃肉、红枣、芡实、莲子、山药等具有健脾化痰、益肾养肺之品,对防止哮喘发作有一定作用。

3. 坚持适当锻炼 对于哮喘患者来说,适当运动有以下的益处:①促进身体与精神放松,缓解支气管痉挛,减少发作。②增强机体非特异性免疫力与脱敏作用,改善对气候等外在环境变应原的适应性。③改善心血管功能和肺部血液循环,减轻支气管和小支气管的痉挛,促进痰液的稀释和排出。所以,运动对于哮喘患者的康复是非常重要的。

运动的适宜手段包括耐寒锻炼、体能锻炼、调整呼吸锻炼等。具体方法为:①耐寒锻炼。冷水浴面,冷水擦身,冷水淋浴,冷水浸泡,依次循序渐进,持之以恒;冬天每天睡前脱掉内衣换睡衣;晨起户外锻炼。②体能锻炼。游泳、太极拳、瑜伽、散步、慢跑等。③调整呼吸锻炼。掌握正确的腹式呼吸方法,延长呼气。要领是以1:3的吸、呼比例逐步进行训练。

(四)预防支气管哮喘三字经

哮喘症,两头喘,老幼者,好多发。

老年人,病程长,症状重,频发作。

胸憋闷,气短促,难呼吸,咳喘痰。

秋冬季,易复发,难治愈,重预防。

勤打扫,室洁净,温湿度,要适宜。

多开窗,杀虫螨,季节变,加减衣。

寒冷天,戴口罩,系围巾,重保暖。

肉蛋奶,要多吃,鱼虾蟹,要远离。

勤锻炼,增免疫,过敏源,避为先。

五、慢阻肺高危人群防治策略与保健

慢阻肺全称为"慢性阻塞性肺气肿",主要临床表现为慢性咳嗽、咳痰、胸闷、气短等呼吸道症状。由于冷空气、汽车尾气、吸烟、感染、雾霾、环境污染等多种因素刺激细支气管,导致细支气管发生炎症,引起终末细支气管远端的气道弹性降低,过度膨胀,充气和肺容量增大,并有气道壁的破坏,肺泡互相融合形成大的气肿囊腔,即肺气肿。近年来,慢阻肺有逐渐增多的趋势,且45岁以后随年龄的增长而发病率增高,是严重危害中老年人健康的常见病,应采取积极的预防措施。

(一)慢阻肺高危人群及脸谱

见图35。

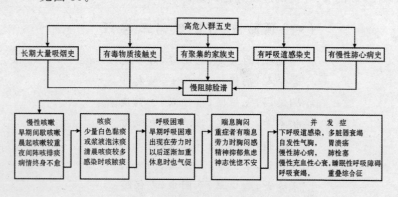

图35 慢阻肺高危人群及脸谱

（二）治疗原则

1. 稳定期治疗

（1）戒烟。

（2）控制职业性或环境污染。

（3）使用支气管扩张药：沙丁胺醇气雾剂、茶碱缓释片等，以改善症状，提高生活质量。

（4）祛痰药：氨溴索（沐舒坦）、氯化铵等，以促进排痰，保持呼吸道畅通。

（5）长期家庭氧疗：对明显缺氧者可采用长期家庭输氧治疗，用鼻导管或鼻塞吸氧。

（6）长期吸入糖皮质激素：适合重度和极重度患者。

（7）康复治疗：呼吸生理治疗、营养支持等。

（8）免疫调节治疗：可用增强免疫药物，如胸腺素、流感疫苗、肺炎疫苗等。

2. 急性加重期治疗

（1）控制性氧疗：低流量吸氧（1～2升/分钟），可用鼻导管或面罩给氧。

（2）控制感染：选用适当的抗菌药物。

（3）支气管扩张药：同稳定期用药。

（4）糖皮质激素：对急性加重期患者可口服或静脉给予。

（5）祛痰药：同稳定期用药。

（6）进食高蛋白、高热能、多种维生素、易消化的饮食。

（三）防治策略与保健

1. 加强卫生知识宣传提高对慢阻肺的认知　全国不同地区的慢阻肺的患病率不一，最低为 0.6%，最高为 10.92%。北方高于南方，农村高于城市，60 岁以上者为 10.9%，吸烟者患病率远

高于不吸烟者,每日吸烟过 20 支者患病率为不吸烟者的 19～22 倍。据推测,我国慢阻肺的患者数高达 3 400 万人。本病预后的主要因素是其肺功能状况及合并症与病情,当肺功能轻度受损时,常有正常生存期,而肺功能明显下降时,平均生存期小于 5 年。当合并有低氧血症、高碳酸血症、失代偿期肺心病、肺栓塞者预后不良。

而慢阻肺的治疗目的在于改善呼吸功能,提高患者工作、生活能力。而合并症是不可能逆转的,只能解除气道阻塞中的可逆因素而已。

我国医疗行政部门、各界媒体及广大医务人员应积极向社会公众宣传慢阻肺的发生发展转归及预后等科学知识,以提高对本病的知晓率,积极主动预防,宣传戒烟对本病的重大意义。

2. 戒烟 吸烟不仅是导致慢性阻塞性肺疾病的头等因素,还可以导致多种疾病,如肺癌、慢性支气管炎、肺气肿、肺心病、缺血性心脏病等。

吸烟会使支气管上皮细胞的纤毛变短、不规则及其运动障碍,致细支气管局部抵抗力下降,极易造成气管、支气管、肺部支气管内有毒有害物质积聚,阻碍肺部的正常的换气功能,进而导致肺部细胞膨胀而导致肺气肿、呼吸困难、心力衰竭及呼吸衰竭,吸烟越多、病情越重,预后越差。

因此,及时戒烟是预防包括慢阻肺在内的多种疾病的有效手段。

3. 积极预防呼吸系统感染 老年人冬季积极预防流行性感冒、支气管炎、肺炎。因为老年人呼吸系统功能减退,抵抗力下降,容易成为病原微生物感染的对象,更应及早接种疫苗。

(1)接种流感疫苗:大部分流感多流行于每年的 11 月份至次年的 2 月,在流行前 1～2 个月接种疫苗效果更好,也就是每年的 9、10 月份是接种流感疫苗的最佳时间,即流感流行后接种疫苗也有预防效果。流感疫苗主要针对的是流感病毒,而不是预防普遍感冒的发生。

(2)接种支气管炎疫苗:又称为哮喘疫苗。主要用于预防上呼吸道感染,以及由此引发的支气管哮喘、哮喘性支气管炎、慢性支气管炎等疾病。老年人最好在发作季节前1个月开始接种,一般接种2个月(每周1次)共8次。疗效可维持1年。即使在用药物控制哮喘的情况下,仍可接种哮喘疫苗。

(3)接种肺炎疫苗:主要预防肺炎球菌引起的肺炎,尤其65岁以上的老年人,以及患有心血管病、其他肺病、糖尿病、慢性肝病等多种慢性疾病、长期住院者、免疫功能低下者更因接种肺炎疫苗。肺炎疫苗在全年任何时间都可接种,也可以与流感疫苗同时接种。肺炎疫苗只需接种一次,保护抗体水平至少可以保持5年,如老年人身体虚弱,抵抗力较低,5年后可再补种一次。

(4)及时查体,早期发现:长期吸烟者及其家庭成员、长期在空气污染中工作、生活的人群,以及其他高危因素与高危人群、家庭未使用抽油烟机家庭成员等,每年至少到医院进行全面体检1~2次,主要进行肺功能检测,以便能早期发现慢阻肺。如发现肺功能下降,即应早期防治,以免病情隐性进展。

(5)厨房及时排烟:家庭厨房应及早安装抽油烟机,而且每半年至少清洗一次。抽油烟机长期使用,叶轮处积聚过多油污,影响油烟机的效果,散发至室内的油烟颗粒长期吸入,可导致家庭成员患慢阻肺。烹饪前先打开抽油烟机,关火后抽油烟机仍要开5分钟,可以抽走残留烟雾。烹饪时也应开厨房窗户和门,可以形成空气对流,减少油烟污染。

(6)远离PM 2.5:重度污染的天气,老年人不宜外出,不宜开窗,中度污染也不宜进行室外锻炼,必须外出时戴防尘口罩,尽量减少吸入雾霾。有条件家庭应配置空气净化器,室内空气净化器能吸附或转化空气污染物,最好选用带有空气净化表盘的空气净

化器,有助于掌握空气质量。

(7)加强营养提高免疫力:老年人由于机体的各器官和系统的功能随年龄的增长而递减,日常活动减少,而物质代谢也随年龄的增长而降低,消化系统功能减退,胃酸分泌减少,胃肠蠕动减慢,胃肠道分泌的各种消化酶也减少,均影响食物的消化和各种营养成分的吸收,导致免疫功能和抗病能力下降,为致病微生物和有害物质的侵入造成可乘之机。老年人尤其体质弱的老年人,应进食高热能、高蛋白、高维生素易消化的饮食,以增强呼吸道的抵抗能力,提高免疫力,减少和防止反复感染的机会。饮食应选择易于消化和吸收的食物,采取少量多餐的进食方法,每日可用5～6 餐,蛋白质的供给为每日 80～100 克,并以动物蛋白和植物蛋白为主;多吃蔬菜和水果,以摄入足够的维生素,应补充维生素A 5 000 国际单位,维生素 C 200～600 毫克。

(8)加强运动增强体质:寿命 107 岁的古希腊名医希波克拉底曾经指出:"阳光、空气、水和运动是生命的源泉。"阳光、空气和水是生命赖以存在的物质基础,而运动可使人体魄强壮,精力充沛,可增强机体的抵抗力,御疾病于体外。患慢性呼吸道疾病者可以进行耐寒锻炼,如散步,保健操,太极拳等。或做呼吸训练,做腹式呼吸和缩唇-呼吸用鼻子深吸气,直到无法再吸入为止,然后缩唇,如同吹口哨那样,保持缩唇姿势缓慢呼气为一次,每分钟20 次,每天进行 5 分钟。这种呼吸在支气管内产生压力,防止细支气管塌陷产生慢阻肺,此方法方便易行。

(9)培养良好心态:疾病的发生发展和转归中,心理因素有相当大的影响,不良的心理状态可以诱发疾病的发生,良好的心理状态可使疾病减轻或自愈,因为机体的免疫功能也受心理状态的影响。所以任何时候,无论遇到什么问题,都应培养和保持良好的心理状态。

(10)戒酒,忌食辛辣食品:长期饮酒或酗酒会导致营养失衡,

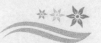

微量元素和多种维生素(尤其维生素 A)缺乏、蛋白质缺乏,使呼吸道黏膜受损且不宜修复,也是慢阻肺的原因之一,因此戒酒有助于预防慢阻肺。同时也要忌食辛辣食品和甜品,少摄盐、多吃鱼,有利于增强营养,保持健康。

(四)预防慢阻肺三字经

慢阻肺,难治愈,防未病,要留意。

吸烟雾,气道阻,有害物,先去除。

慢阻肺,能预防,要首选,必戒烟。

呼吸道,易感染,慢阻肺,要防范。

严冬季,要保暖,早春时,应防寒。

雾霾天,不外出,居室内,宜除污。

传染病,流行时,人聚处,不介入。

均衡食,有安排,高热量,高蛋白。

多运动,不间断,心态平,抗力添。

六、呼吸衰竭高危人群防治策略与保健

(一)呼吸衰竭高危人群及脸谱

见图36。

(二)治疗原则

1. 保持呼吸道通畅

(1)清除呼吸道分泌物,缓解支气管痉挛。应用祛痰药、解痉药、平喘药。

(2)扩张支气管,稀释痰液,鼓励患者咳出黏痰,必要时应行气管插管,或行气管切开,建立人工气道。

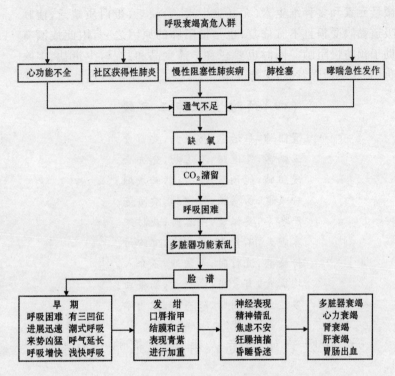

图36 呼吸衰竭高危人群及脸谱

2. 氧疗

(1) Ⅰ型呼吸衰竭:应给予高浓度氧疗。

(2) Ⅱ型呼吸衰竭:应给予低流量(1～2升/分钟)持续吸氧。

3. 增加通气量 给予呼吸兴奋药,如尼可刹米,能提高呼吸中枢兴奋性,以增加通气量,降低二氧化碳分压,并能提高血氧分压。

4. 控制感染 根据痰培养结果,选用有效抗生素治疗。

5. 保持水电解质平衡 对水、电解质平衡紊乱者,要早发现、

早治疗。

6. 防治并发症 对肺性脑病、休克、上消化道出血、心功能失常、急性肾衰竭、弥散性血管内凝血等并发症，要做到早诊断、早预防、早治疗。

7. 营养治疗 对昏迷患者应及时给予鼻饲，必要时给予静脉高营养。

(三)防治策略与保健

1. 预防呼吸道感染 呼吸道感染是人群中极为常见的一种疾病，上呼吸道反复发作急性炎症，久而久之，就会并发慢性支气管炎、支气管哮喘、肺炎、肺阻塞性疾病、肺心病、肺性脑病等。调查发现，有 $60\%\sim90\%$ 的呼吸道感染是由于着凉感冒后而引起急性发作。因此，应根据自身体质和环境，坚持体育运动，提高机体抵抗力，尤其要增强耐寒能力，可以预防呼吸道感染。

2. 戒烟 吸烟能抑制气管的纤毛运动，减弱肺泡中巨噬细胞的吞噬杀菌作用，促使支气管的分泌物增加，容易诱发支气管痉挛。吸烟者最易患慢性支气管炎，病情重，进展快，并发症多，易诱发呼吸衰竭。戒烟有益无害，对于呼吸衰竭的高危人群来说，应立即戒烟。

3. 积极治疗原发疾病 对于各种肺部疾病及胸部疾病、脑血管病，应积极治疗，防止进一步恶化，可以降低呼吸衰竭的发生。

4. 早发现、早治疗 对患者呼吸系统疾病及脑血管疾病患者，一旦出现呼吸节律改变或呼吸困难时，应想到有发展呼吸衰竭的可能，宜早期诊断，早期治疗，防止进一步发展。

5. 生活护理

(1)居室定时通风换气，保持室内空气新鲜，温度、湿度合适。

(2)给予高蛋白、高脂肪、低糖和适量多种维生素、微量元素、易消化的流质饮食。

(3)注意休息,尽量减少活动,患者应节省体力。

(四)呼吸衰竭预防三字经

肺疾病,宜早治,脑疾病,宜早防。

呼吸道,防感染,有症状,治疗先。

心和肾,要护好,有损害,呼衰找。

不吸烟,肺安全,戒饮酒,不哮喘。

居室内,常通风,污气出,新气入。

用冷水,洗面鼻,擦颈部,抗力提。

患感冒,早就医,早治疗,预后好。

寒冷季,少外出,人多处,不久留。

高热能,高蛋白,高脂肪,不可少。

七、肺癌高危人群防治策略与保健

(一)肺癌早期脸谱及高危人群

见图37。

(二)治疗原则

1. 非小细胞肺癌

(1)手术及术后辅助治疗:对于Ⅰ、Ⅱ期的早期非小细胞肺癌患者,身体情况允许,应首选手术治疗。

(2)放疗:因身体情况不佳,不适合手术患者,考虑行根治性放疗。

(3)全身化疗:治疗晚期非小细胞肺癌。

2. 小细胞肺癌

(1)局限期小细胞肺癌:应联合化疗。

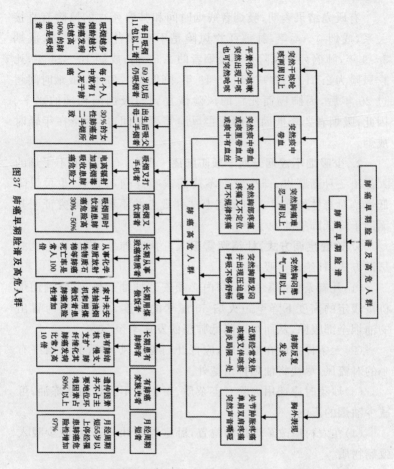

图37 肺癌早期筛查及高危人群

（2）广泛期小细胞肺癌：应联合化疗加放疗。

（三）防治策略与保健

1. 戒烟 吸烟危害健康是人所共知的，及时戒烟可以改善健康状态。

有研究结果表明,吸烟者戒烟时间和肺癌死亡的风险有直接关系,戒烟 0～4 年,肺癌死亡风险是不吸烟者的 4.46 倍;戒烟 5～9 年,肺癌死亡风险是不吸烟者的 2.53 倍;戒烟 10～14 年,死亡风险为 2.01 倍;在戒烟 15～19 年,降低到 1.22 倍;戒烟时间超过 20 年后,因肺癌而死亡的风险恢复到与吸烟前相同的水平。因此,吸烟者要降低因肺癌死亡风险需要时间,应尽量在年轻时戒烟。

2. 少吸烟不戒烟无助于预防肺癌　现在,有不少戒不了烟的人提出一种新观点,即少吸烟不戒烟或吸好烟不戒烟,也可以降低烟草对身体的伤害。但事实上这种观点并不科学,研究证明其无助于降低肺癌的发生率。

3. 改变烹调方式,杜绝烟雾吸入　预防肺癌,应放弃不良的烹调方式,杜绝烟雾吸入。

(1)凡有条件的家庭,厨房内必须安装抽油烟机,并将抽油烟机按规定的高度下降至距火焰 50 厘米的高度,可将炒菜时冒出的油烟全部吸除,从而可以降低肺癌的发病率至 50%。

(2)无条件家庭在炒菜时,应打开门窗通风,炒完菜后最好有小的对流风,尽快将油烟排出室外。

(3)炒菜时应选用去除有害杂质、下锅后不冒烟的精炼油,可减少油烟的影响。

(4)在农村应改革煤灶的位置,卧室与煤灶分开,可减少吸入致癌物质。

(5)用煤做饭的家庭,应及早改用液化气,并加强厨房通风。

(6)采用低温、持续时间较短的烹饪方法,可预防肺癌。

(7)严格禁止应用具有放射性气体的建筑材料。由于吸入放射性氡气,美国每年死于氡导致肺癌的患者达 1.4 万人,中国香港有 13% 的肺癌患者死于氡气诱发。

(8)在室内吊花植草大有益处,可以降低室内有害气体的浓

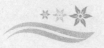

度,应大力提倡。

4. 加强有害粉尘作业防护工作 工人在高浓度的粉尘环境里工作,均易发生尘肺或肺癌,因此加强有害粉尘作业的防护,有助于预防肺癌的发生。

(1)加强有害粉尘的宣传教育,如有害粉尘的基本知识、粉尘的危害及肺癌的预防,使参加粉尘作业的职工人人皆知,也使防护工作成为群众的自觉行动,有利于预防肺癌。

(2)对接触粉尘的职工,定期检查身体,有利于肺癌早期发现,早期诊断及早期治疗。

(3)定期对生产环境粉尘浓度的检测,加强劳动保护的监督,以保证职工的身体健康。

(4)坚持将干式作业改为湿式作业,是降低有害粉尘对人体危害的有效措施。

(5)凡是产生粉尘的设备均应尽量密闭,密闭设备应与局部抽出式机械通风结合在一起。

(6)可使用脉冲喷吹袋式除尘器,湿式除尘器则可采用水淋式除尘器。

(7)从事有害粉尘作业的职工,应加强营养,改善生活,积极参与文体活动,以增强机体抵抗力。

(8)加强个人防护措施,在高粉尘浓度的环境里工作时,应戴防尘口罩。

(9)在特殊情况下,可采用送风式头盔或送风口罩。

5. 多摄取类胡萝卜素 科学研究发现,从食物和饮料中摄取的类胡萝卜素可降低肺癌的发病率,具有显著降低肺癌危险性的作用。

类胡萝卜素即 α-胡萝卜素和 β-胡萝卜素的混合物。其中 β-胡萝卜素是食物中含量最多的类胡萝卜类物质,主要存在于橙色蔬菜及水果和深绿色叶菜中。胡萝卜则是 α-胡萝卜素的最大来

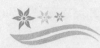

源,鳄梨和南瓜含量也不少。菠菜、甘蓝和其他绿色叶菜中的类胡萝卜素是叶黄素,其中主要是黄体素。

6. 多摄入维生素 C 有些研究者分析了维生素 C 与肺癌的关系,研究都校正了吸烟因素,其结果是维生素 C 对肺癌有一定抑制作用。

7. 常年喝茶好处多 茶是世界上历史最悠久、饮用人口最多、保健作用最大、对人类健康益处最广泛的饮品,对茶叶的研究愈来愈多。

(1)茶叶的有效成分:①含有人体所必需的蛋白质、氨基酸和脂肪。②含有人体所必需的无机盐,如锌、钠、磷、镁及微量元素铁、氟、锰、钼、锌、硒、锗等。③含有人体所必需的维生素,如维生素 A、B 族维生素、维生素 C、维生素 D、维生素 E、维生素 F 及维生素 P 等。其中维生素 C 含量高达 180 毫克/100 克茶叶以上。④含有近 400 种化学成分,如茶多酚(茶单宁)、麦角甾醇、芳香油化合物、三萜皂、脂多糖、茶鞣质、咖啡因、茶碱等药效成分。

(2)茶叶的抗癌防癌作用

①茶多酚具有阻断正常细胞向癌细胞突变或转化成癌细胞分裂、增殖、转移的信息传递的作用。亦即抑制许多与细胞生长或促进癌细胞分裂的酶素,并有诱导癌细胞凋亡的作用。

②细胞中的活性氧是致癌因子,而绿茶中的儿茶素(EGCG)具有抑制活性氧的活性,甚至有捕捉活性氧的能力,从而消除致癌因素。

③所有茶叶均有不同程度抑制致癌物质——亚硝胺在体内的形成作用,其中以绿茶的作用最强,抑制率高达 90% 以上。其次为砖茶、花茶、乌龙茶和红茶。

④绿茶多酚的主要成分没食子儿茶素可抑制化学致癌物诱导的腺胃癌,且绿茶儿茶素的抗癌作用比红茶儿茶素强。

⑤饮茶能对抗烟、酒对身体的有害作用,促进酒精从尿中尽

快排出。

⑥饮茶可减轻癌症患者手术后、化疗、放疗的不良反应,缓解或减轻临床症状,促进健康。

⑦饮茶可抑制细胞癌变、染色体畸变。饮茶可预防人类皮肤癌、食管癌、胃癌、肠癌、肝癌、乳腺癌、前列腺癌、肺腺癌等多种癌症的发生或推迟发生。但饮茶只有预防而没有治疗癌症的作用。

8. 高硒膳食能降低肺癌的危险性　生态学研究表明,膳食中硒摄入量与多种癌症(包括肺癌)的危险性呈负相关,即人们的膳食中的硒含量越低,其罹患癌症(包括肺癌)的危险性越高。许多动物实验也证明,硒的补充量通常接近于毒性剂量时,可以抑制肺癌和其他癌症的发生。

(1)硒的抗癌机制

①硒的抗癌机制与其抗氧化性有关,即与硒维持机体谷胱甘肽过氧化物酶的作用有关。

②谷胱甘肽过氧化物酶通过催化有机过氧化物分解而预防细胞受损。

③硒具有促进正常细胞增殖和正常细胞再生能力的作用。

④硒具有保护细胞膜完整结构的功能,在体内拮抗和减低汞、镉、铊、砷等元素毒性的作用。

⑤硒还可以改变致癌物的代谢,使之转变为低致癌性或无致癌性的化合物。

⑥高水平的硒还可抑制癌细胞增殖,提高机体的免疫功能,高硒地区的癌症发病率较其他地区低。

(2)硒的来源:硒主要存在于谷物、瘦肉及鱼中。膳食中50%的硒来源于谷物,如面粉、油面筋、大豆及大豆制品,如豆瓣酱、豆腐、豆浆等。植物中则包括大蒜、大葱、洋葱、黄瓜、香菇、番茄等。

9. 其他

(1)控制大气污染,加强自我防护:中老年人雾霾天减少外

出,上班族要戴防霾口罩。居室内安装除霾机,城市居民肺癌发生率明显高于农村,在污染严重的城市中,居民每日吸入空气中的致癌性物质苯并芘含量要超过吸 20 支烟的量。暴露在可吸入颗粒污染(PM2.5,小于 2.5 微米的可吸入颗粒)下的居民肺癌发病风险提高 1.14 倍。

(2)积极治疗慢性肺部疾病:如肺结核、慢性支气管炎、支气管扩张及肺纤维化等疾病,可降低肺癌的发病率。

(四)肺癌预防三字经

日三餐,酒不沾,先蔬菜,肉后添。

植物油,要优先,动物油,说再见。

多吃鱼,禽肉兼,大红肉,少进餐。

爱运动,贵在坚,减脂肪,有曲线。

少食盐,六克限,不吸烟,癌无患。

烧烤食,莫要馋,致癌物,看不见。

饮茶水,不间断,吃水果,样要全。

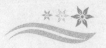

第五章　神经系统疾病

一、脑卒中高危人群防治策略与保健

脑卒中又称中风、急性脑血管疾病或脑血管意外。脑卒中分为出血性和缺血性两大类。出血性包括脑出血和蛛网膜下腔出血，缺血性包括脑梗死（脑血栓形成、脑栓塞和脑梗死）。

脑卒中是人类第二大死亡原因，严重威胁着人类的身体健康。脑卒中的预防比治疗更重要。只有进行大众化的脑卒中预防工作，才能真正遏制脑卒中的高发病率、高病死率和高致残率。

（一）脑卒中早期脸谱及高危疾病因果图

见图 38。

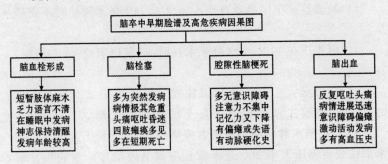

图 38　脑卒中早期脸谱及高危疾病因果图

（二）治疗原则

1. 病因治疗 首先查明病因,是否患有糖尿病、高脂血症、高血压、颈椎病、高凝血症等,要进行原发病治疗。

2. 改善微循环

(1)缺血性脑卒中应用低分子右旋糖酐、川芎、黏多糖制剂、可以纠正微循环障碍,增加血容量,降低血黏度,防止红细胞和血小板聚集。

(2)应用扩血管药物,如尼莫地平等。

(3)光量子疗法及低能量氦-氖激光血管内照射疗法。

3. 溶栓、降纤、抗凝治疗

(1)缺血性脑卒中早期(1～6 小时)可用链激酶、尿激酶、组织型纤溶酶原激活药等进行溶栓治疗。

(2)急性期(发病在 48 小时以内)可用肝素、低分子肝素、藻酸双酯钠进行抗凝治疗。

(3)或用东菱克栓酶、国产降纤酶进行降纤治疗。

4. 控制高血压治疗

(1)缺血性脑卒中患者血压小于 220/110 毫米汞柱时不需降压。

(2)舒张压在 110～120 毫米汞柱时,口服硝苯地平(心痛定)10 毫克。

(3)舒张压大于 120 毫米汞柱或收缩压大于 220 毫米汞柱时,可以用硝酸甘油 10 毫克含服或 10 毫克静脉滴入。

5. 控制脑水肿 脑出血患者应降颅内压,舒张压大于 120 毫米汞柱或收缩压大于 200 毫米汞柱应做急救治疗。如应用甘露醇、呋塞米(速尿)、甘油果糖、糖皮质激素、白蛋白等,可降低颅内压,防止脑病发生。

6. 手术治疗 手术治疗已成功地应用于急性脑出血患者。

（三）防治策略与保健

1. 脑卒中高危因素

（1）家族直系上代有脑卒中病史者，患脑卒中的可能比一般人高 2.5 倍。

（2）肥胖者患缺血性脑卒中的可能性比一般人高 0.4 倍。

（3）脾气暴躁者脑卒中的可能性比一般人高 3.5 倍。

（4）生育 4 胎以上的妇女患缺血性脑卒中的可能性比生育 3 胎或 3 胎以下者高 1 倍。

（5）喜欢吃红肉（猪肉、羊肉、牛肉）者，患缺血性脑卒中可能性比一般人高 2.9 倍。

（6）吸烟量大、烟龄长者缺血性脑卒中的可能性比一般人高 2.5 倍。

（7）过量饮酒、酒龄长，尤其饮烈性酒者患脑卒中的可能性比一般人高 3 倍。

（8）饮食偏咸者患脑卒中的可能性比摄入食盐正常者患脑卒中的可能性高 1.9 倍。

（9）气候变化，冬季比夏季多发。

（10）用力过度或过劳者比一般做轻工作者易发脑卒中。

2. 脑卒中高危疾病

（1）高血压：60%～70% 的高血压患者患有脑卒中。70% 的人在发病前 1～2 周没有坚持治疗，88.6% 患者有高血压病史。

（2）心脏病：尤其患有冠心病者脑卒中的可能性比一般人高 3 倍。

（3）糖尿病：患有糖尿病者脑卒中发病率比一般人高 21 倍。

（4）高脂血症：有高脂血症者患脑卒中的发病率比一般人高 2.3 倍。

（5）慢性支气管炎：患慢性支气管炎者患脑卒中的可能性比

一般人高 4 倍。

(6)颈椎病:患颈椎病者,病程越长、病情越重者,患脑卒中的可能性越大。

(7)血液病:患有血液病,尤其患有与血小板减少相关的疾病,如再生障碍性贫血患者易发生脑卒中死亡,患脑卒中的危险性极大。

(8)动脉硬化:70%的脑卒中患者都患有动脉硬化。

(9)高黏血症:患有高黏血症比一般人患脑卒中的可能性高。

(10)脑血管先天畸形:动脉瘤和动脉畸形是大脑内的一颗隐蔽性很高的"定时炸弹",随时都有破裂出血危险,极易患出血性脑卒中。

3. 脑卒中的高发年龄 随着年龄的增长,脑卒中的发病率、死亡率均有明显增加。其中发病率中 75 岁以上年龄组是 65～74 岁组的 1.4～1.6 倍,是 55～65 岁组的 3～4 倍,是 45～54 岁组的 5～8 倍,是 35～44 岁组的 30 倍。脑卒中死亡率也是随年龄的增长而增高,年龄每增长 5 岁其死亡率即增加 1 倍。

蛛网膜下腔出血多发生于年轻人;脑出血多发于 50～69 岁;脑血栓形成多发生于 60～79 岁;脑栓塞多发生于中年人。

4. 脑卒中零级预防 零级预防是在健康人群中防止发生脑卒中的策略,最重要的是防止、减少或延缓出现脑卒中的高危因素。零级预防是一级、二级预防的基础,是脑卒中系统防治工程不可或缺的部分,应该"从娃娃抓起,纵观一生"。

(1)保持五正常:保持体重在正常范围内,总胆固醇<4.9 毫摩/升,血压<120/80 毫米汞柱,心电图正常,血糖正常。即无高危因素。至少每年记录一次。

(2)健康饮食:坚持"十不五多",即不吸烟,不酗酒,不过饥饱,不偏咸,不偏油,不偏辛辣,不偏生冷,不过劳,不熬夜,不情绪激动;五多是:多吃鱼,多吃杂粮,多喝牛奶,多吃蔬菜,多吃水果,莘素合理搭配。

（3）健康行为：坚持有氧运动，防止各种感染，适时加减衣物，保持心理健康。

（4）健康知识：了解脑卒中防治常识，并与时俱进，掌握正确更新健康常识。

5. 脑卒中的一级预防　脑卒中一级预防是指脑卒中发病前的预防，其关键是改变不健康的生活方式，最核心的是控制高危因素，从而达到使脑卒中不发生或延迟发生的目的。一级预防的关键是控制血糖和心脏病变相关的高危因素与改变生活方式两方面。

（1）高血压：无论是缺血性抑或是出血性脑卒中，高血压都是主要的高危因素。血压越高，脑卒中发生的危险越大。收缩压每升高 10 毫米汞柱，脑卒中发病的相对危险增加 49％；舒张压每升高 5 毫米汞柱，脑卒中发病的相对危险增加 46％。当血压骤升时，微动脉瘤破裂而发生出血性脑卒中。当血液黏度高、血流缓慢时，就易发生血栓形成而发生缺血性脑卒中（脑梗死）。应当强调的是，血压并非降至越低越好，但必须终身服药。

（2）糖尿病：糖尿病是脑卒中的独立高危因素，控制糖尿病首先应改变不良生活方式；2～3 个月后血糖控制不理想，应选用口服降糖药或应用胰岛素治疗；糖尿病合并高血压需严格控制血压在 130/80 毫米汞柱以下。

（3）血脂异常：总胆固醇＞7 毫摩/升，发生缺血性脑卒中的危险增加，胆固醇每升高 1 毫摩/升，脑卒中发生率就增加 25％。总胆固醇低于 4.14 毫摩/升，发生颅内出血的风险增加 3 倍。血浆高密度脂蛋白水平与脑卒中发病呈负相关。血脂异常患者的治疗：①首先应改变不良生活方式，并定期复查血脂；②改变生活方式无效者应药物治疗；③糖尿病伴发心血管疾病者，应采用他汀类药物治疗，将低密度脂蛋白降至 2.07 毫摩/升以下；④冠心病及高血压高危患者,即使低密度脂蛋白水平正常,也应改变生活方式,并给予他汀类药物治疗。应当强调的是,他汀类药降脂治疗是把双刃剑,低密度脂蛋白过低将导致颅内出血的风险增加。因此,服药期间的定期监测和适时调整药物剂量是规范化治疗的重要部分。

(4)心房颤动/房颤:单纯房颤可以使脑卒中的风险增加 4～5 倍,是缺血性脑卒中的独立高危因素。无其他脑卒中危险因素的房颤患者,年龄小于 60 岁、没有其他心脏病或任何一种血栓栓塞危险因素的房颤患者,可应用阿司匹林 75～100 毫克/日预防脑卒中;有任何一种中度危险因素的房颤患者,可以选用阿司匹林 75～325 毫克/日;有中、低危险因素的房颤患者可选用阿司匹林 150～325 毫克/日预防脑卒中。

(5)改变生活方式

①戒烟。因为吸烟会增加缺血性和出血性脑卒中(尤其是蛛网膜下腔出血)发生的风险,故吸烟者应戒烟,不吸烟者也应避免被动吸烟。

②合理膳食。每日饮食种类应多样化:每日总脂肪摄入应小于总热能的 30%,饱和脂肪酸 10%,每日摄入新鲜蔬菜 400～500 克、水果 100 克、肉类 50～100 克、鱼虾 50 克;蛋类每周 3～4 个;奶类 250 克;食油每日 20～25 克;食盐摄入量≤6 克/日,少吃糖类及甜食。

③坚持体力活动。中老年人和高血压患者进行体力活动前,应全方位考虑患者的运动限度,制定个体化的运动方案。每周至少 5 天,每天 30～45 分钟的体力活动。如快走、慢跑、骑自行车、游泳等。

④控制体重。肥胖和超重者应减轻体重,有助于降低血压,能预防脑卒中。

⑤防止过度疲劳和用力过猛。

⑥保持生活规律,养成良好的生活习惯,保持足够的睡眠和休息时间。

⑦保持大便通畅,勿用力搬抬重物。

⑧忌暴饮暴食、酗酒。

⑨坚持每日多次少量、适量饮水。

6. 脑卒中二级预防 脑卒中二级预防是针对发生过一次或多次脑卒中的患者,通过寻找脑卒中发生的病因,针对所有可干预的高危因素进行治疗,以达到降低脑卒中复发高危因素的目的。二级预防的原则是:①缺血性脑卒中要坚持服用阿司匹林;②控制高血压;③调节血脂异常;④控制糖尿病;⑤均衡合理膳食;⑥适当体力活动;⑦戒烟戒酒;⑧对患者进行健康教育;⑨坚持康复治疗;⑩保持心态平衡。

7. 脑卒中三级预防 脑卒中三级预防是对已患脑卒中患者,实施早期或超早期治疗,以降低致残程度,消除或治疗高危因素。

所谓早期治疗是指患者发病后数小时内进行的治疗,如对缺血性脑卒中患者在发病后 6 小时以内即开始溶栓治疗,针对性治疗措施的介入越早,治疗效果越好,致残程度有可能越低。

（四）预防脑卒中三字经

高血压,有危险,早治疗,脑无患。

肥胖者,血液黏,降体重,免血栓。

糖尿病,终身治,控血糖,一生安。

心房颤,用药先,不间断,防脑瘫。

要戒酒,必戒烟,脑梗死,可防范。

多蔬果,少脂肪,维生素,要充足。

无暴饮,宜定量,低钠盐,钾盐添。

劳与逸,要适度,掌运动,血管通。

恐与怒,血压升,忧与郁,脑受伤。

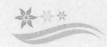
二、帕金森病高危人群防治策略与保健

特发性帕金森病或震颤麻痹是中老年人常见的神经系统变性疾病。主要发生于中老年人,40岁以前少见发病,65岁以上人群的发病率为1 000/10万,随着年龄的增长而发病率增高,男性多于女性。目前尚无根治方法,因此对帕金森病的预防和保健工作非常重要。广大中老年人了解本病的病因、临床表现、治疗与防治策略十分必要。

(一)帕金森病病因及脸谱

见图39。

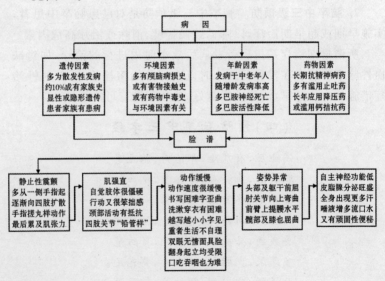

图39　帕金森病病因及脸谱

（二）手颤和动作慢要除外帕金森病

早期诊断帕金森病并不容易,因为帕金森病的很多表现与其他一些疾病很相似,帕金森病最大的特征是动作迟缓,再加上颤抖或肢体僵硬、姿势步态异常,这时候就要怀疑是否得了帕金森病。

1. 帕金森病高危人群 ①长期接触农药者;②长期饮用含钙、镁及锰高的水质者;③45 岁以上的老年人;④长期接触神经毒素者;⑤有帕金森病阳性家族史者;⑥长期从事有害作业者。

2. 不滥用药物 ①老年人慎用抗精神病的药物,如氯丙嗪;②不滥用降血压药物,如复方利血平片;③不滥用丁酰苯类药物,如氟哌啶醇。

3. 积极治疗老年病 ①积极防治原发性高血压、高脂血症、糖尿病、高尿酸血症和痛风;②积极防治动脉硬化,改善脑供血不足,对远离帕金森病均有一定的积极作用。

帕金森病病变有两个难点:一是大脑黑质病变,这个部位在大脑中特别小,很难看到有无病变,二是多巴胺递质减少,也很难检测其多少。近十年来,通过分子靶向技术,可以看到大脑黑质部分有无病变、多巴胺有无缺失。这种诊断方法尤其对帕金森病的早期诊断和疑难症状诊断,非常准确。

总之,中老年人一定要了解帕金森病的相关知识,一旦出现手抖动、动作慢,应及早到专科医院进行诊治。

（三）治疗原则

1. 一般治疗 适度进行锻炼活动,增强体能。

2. 药物治疗

（1）抗胆碱能药:对震颤和肌强直有效,对运动迟缓疗效较差,适用于震颤突出且年龄较轻的患者。常用的药物有:苯海索

（安坦）、丙环定（开马君）、苯托品、环戊丙醇等。患有青光眼及前列腺增生者禁用。老年患者可影响记忆功能，应慎用。

（2）金刚烷胺：可轻度改善运动减少、强直和震颤等作用。适用于早期轻症患者，可单独或与抗胆碱能药合用。肝病、肾病、胃病者慎用。

（3）左旋多巴及复方左旋多巴：可改善特发性帕金森病所有临床症状，是治疗特发性帕金森病最有效的药物或金标准，对运动减慢有特殊疗效。可与多巴胺受体激动药合用，急性不良反应有恶心、呕吐、低血压、不安和意识模糊等。

（4）多巴胺（DA）受体激动药：年轻患者早期可单用，中晚期患者与复方左旋多巴合用。常用药物有：培高利特、溴隐亭、罗吡尼洛等。

（5）单胺氧化酶 B 抑制药：与复方左旋多巴合用有协同作用，常用药物为司来吉兰（思吉宁）。

（6）儿茶酚-氧位-甲基转移酶（COMT）抑制药：与多巴丝肼（美多芭）或卡左双多巴（息宁）合用，可增强后者疗效，减少症状波动反应，单独应用无效。

（7）中药或针灸治疗：对特发性帕金森病有一定辅助作用。

3. 手术治疗　由外科医生具体实施。

4. 康复治疗　对患者进行语言、进食、走路及日常生活训练及指导。

（四）防治策略与保健

1. 要严防一氧化碳中毒对脑的损伤，尤其是用煤作燃料的家庭在冬季生火炉时要防止煤气外漏，及时通风换气，防止煤气中毒，预防脑损伤。

2. 要严防氰化物、硫化物中毒，对这类有毒有害物品，要严加管理，严防外泄，大众也要远离有害环境。

3. 临床医生慎用利舍平、吩噻嗪类和抗抑郁等药物,以减少帕金森病的发生发展。

4. 有家族史的患者,对其家族成员要定期进行全面身体检查,发现可疑要早诊断、早治疗、早防范。

5. 有条件的人要远离钢铁厂、化工厂及印刷厂的环境,可能有利于预防本病的发生。

6. 健康的中老年人要定期全面身体检查,可早期发现,有利于及时治疗。

7. 患者居室应清洁、整齐、安静、阳光充足、空气新鲜,并定时通风。防止患者摔伤或跌倒骨折,必要时有专人防护,对下肢行动不便者,应配备高位坐厕、高脚椅、手杖、床铺护栏。生活日常品要固定放置于患者伸手可及处,以方便患者取用。

8. 根据患者发病程度不同,选用不同类型的饮食。

(1)正常饮食:适用于咀嚼能力和消化能力减低的患者,可采用易消化、易咀嚼、细软、无刺激的食品。

(2)半流质饮食:适用于咀嚼、吞咽能力受阻的患者,可选用面片、稀饭、豆腐脑、蛋羹、鸡蛋汤等。

(3)流质饮食:适用于晚期患者,如咀嚼、吞咽能力明显障碍者,用汤匙或奶瓶缓慢地喂食,防止呛咳。

(4)重症患者必要时应给予鼻饲:一般选用牛奶、豆浆、米汤、藕粉、肉汤、菜汁等作为鼻饲饮食。

(5)轻症患者:应以低胆固醇、适量优质蛋白质、高热量、高维生素、又易消化食物为宜,充分供给蔬菜、水果、蜂蜜等以防治便秘。但要注意的是高蛋白质饮食会降低左旋多巴类药物的疗效,故不宜给予过多蛋白质。

9. 注意个人卫生。由于皮脂腺分泌旺盛,出汗多,故指导患者穿柔软、宽松的棉布衣服,勤换被褥,勤洗澡。

10. 采取有效沟通方式。对语言不清、发音障碍的患者,可指

导患者采用手势、纸笔、画板等与他人交流。

11. 指导患者做面肌功能训练,如鼓腮伸舌、噘嘴、吹吸等动作。

(五)预防帕金森病三字经

本病因,不清楚,要预防,有困难。

氰化物,有剧毒,保存好,不去触。

硫化物,要远离,锰与汞,宜远去。

利舍平,要慎用,吩噻嗪,伤脑神。

颅脑部,要保护,防外伤,脑健康。

家族史,很重要,有病人,勤查体。

中老年,是重点,要可疑,早求医。

烧煤气,防外溢,防中毒,全家喜。

抑郁药,致麻痹,其他药,能代替。

三、老年性痴呆高危人群防治策略与保健

老年性痴呆,又称阿尔兹海默病。是指 65 岁以后的中枢神经系统的退行性病,以进行性认知功能障碍为主要临床表现,即大脑皮质萎缩和神经纤维变性。发病隐匿,发病率随年龄的增长而增高,给家庭及社会带来严重的负担。因此,必须尽快寻求积极而有效的预防措施,延缓老年性痴呆的发生发展。

(一)老年性痴呆高危因素

1. 遗传因素　25%～40%的老年性痴呆患者有家族史,同卵双生较异卵双生的发病率高出几倍。有的患者家族成员中同龄人均患本病。

2. 感染因素　本病发生可能为一种慢性病毒感染,但至今尚未分离出病毒。

3. 铝和铅中毒 饮水中的铝和铅摄入可能引起认知功能缺陷而增加老年性痴呆的发病率。

4. 外伤 反复发生头部外伤可能是发生老年性痴呆的高危因素。拳击运动员可发生拳击性痴呆。

5. 维生素缺乏 体内缺乏维生素 B_{12}，影响脑细胞的正常代谢功能而出现痴呆。

6. DDT 中毒 美国科学家发现，DDT 或许能提高老年性痴呆的发病风险。

7. 铁中毒 学者发现，脑内铁增多可能引起老年性痴呆的风险。

8. 生理因素 人类脑的重量随年龄的增长而逐渐减轻，神经细胞数量大量减少，脑代谢率下降，脑长期缺氧缺血易患老年性痴呆。

9. 疾病因素 患有严重的心脑疾病、呼吸及消化系统疾病、泌尿及内分泌疾病与老年性痴呆发病有密切关系。

10. 社会与心理因素 不良的社会心理因素促使老年人易患精神疾病，如长期孤独、长期精神刺激、长期抑郁等加速老年人的脑衰老，促进向老年性痴呆发展。

(二)老年性痴呆早期信号

老年人出现以下现象中任何一条时，均为最佳就医时间：①近事遗忘；②语言迟钝；③定向障碍；④计算困难；⑤思维混乱；⑥条理性差；⑦敏感多疑；⑧喜怒无常；⑨行为反常；⑩平衡不稳。

(三)老年性痴呆高危人群及脸谱

见图40。

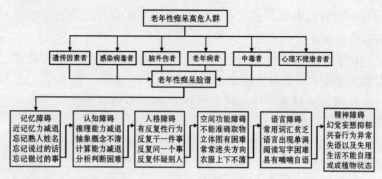

图 40　老年性痴呆高危人群及脸谱

（四）区分老年性痴呆和老年健忘

老年性痴呆发病缓慢,难以确定发病时间,待痴呆明显时已是发病后两年半以上。初期常被误诊为老年健忘症,失去早期防治机会。

1. 老年性痴呆者健忘非常明显,而且是完全性的,已记不起过去发生的事情,经过提示也回忆不起来,而老年健忘症表现为近记忆障碍,而且是部分性的,经过提示会想起来。

2. 老年性痴呆者常伴有时间、地点、计算能力障碍,而老年健忘症者认知能力完整,能发现自己健忘的毛病,并能自我改正和克服。

3. 老年性痴呆者会变得冷漠无欲,缺乏基本的情绪表现;老年健忘症者则仍能保持正常的喜怒哀乐等情绪变化。

4. 老年性痴呆者思维混乱和迟钝,语言越来越少,缺乏健全的推理分析能力;老年健忘症者思维清晰,语言表达能力和推理分析能力均正常。

5. 老年性痴呆者并不知道自己健忘,对自己记忆力下降毫无烦恼,没有求助欲望;老年健忘症者对自己记忆力不好非常着急,

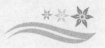

有明显的医治欲望。

6. 老年痴呆者会逐渐失去生活自理能力,甚至连简单的计算也不会做,或变得爱发怒和激动;老年健忘症者仍能保持正常的生活自理能力。

了解老年性痴呆的表现,可以早期发现,早期治疗,可以显著改变患者的预后,提高患者的生活质量,减轻家人的负担。

(五)治疗原则

目前无特效药物治疗可逆转或阻止病情进展。只能对症治疗。

1. 一般治疗 应进食高蛋白、多种维生素膳食,保持水、电解质和酸碱平衡。防止便秘、尿路感染。

2. 社会干预 鼓励患者参加各种社会活动和日常生活活动,尽量维持其生活能力,以延缓病情进展速度。

3. 改善脑血液供应药物 如奥拉西坦(或吡拉西坦)、尼麦角林(脑通或乐喜林)、银杏制剂(金纳多或银杏叶片)、尼莫地平等。

4. 症状治疗 改善智能的药物,如安理申、艾斯能、石杉碱甲等,主要的不良反应有呕吐、便秘等。

5. 音乐治疗 音乐治疗可以使早期患者的行为问题和睡眠障碍得到改善,使患者精神放松,情绪平静。患者在吃饭时、睡觉前和想放松时选择一段自己喜欢的轻松的音乐欣赏。

(六)防治策略与保健

1. 延缓大脑萎缩、精神衰退的速度 建议中老年人勤用脑、多用脑、用好脑,可以促进脑细胞新陈代谢,增强脑细胞功能。加强两手精细活动,如编织、写字、做手工等活动。积极参与多种社会活动,培养广泛的兴趣和爱好,克服依赖心理的行动,从心理上摆脱老年意识。尤其是老年人要主动真诚地广交朋友,进行多方面交流沟通,杜绝孤独和隔绝。

2. 保持健康心态,远离精神刺激 微笑面对人生,人在笑过之后,大脑细胞的活性大大提高。改变与人交往的方式,要变自我封闭型为积极开放型。良好的人际关系和友谊有助于宣泄自己的不快情绪,获得他人的理解和帮助。少忧郁,多乐观,消除精神、心理压力,这是预防精神性疾病的关键。

3. 建立健康的生活方式 老年人要养成健康的生活方式和行为,不要随意变动,如早起早睡,定时饮食和排便,合理安排工作和休息。适当运动,增强体质。

4. 加强营养,保证健康 要保证充足的蛋白质、多种维生素,以增强机体抗病能力,饮食中要坚持低热能、低脂肪和低钠盐。并戒烟戒酒。要杜绝含铝食品,禁止用铝制品烧煮饭菜。

5. 积极治疗慢性病

(1)脑血管疾病:脑血管疾病患者患老年性痴呆的概率比普通人高 9 倍,而老年性痴呆患者至少有 1/3 人群患有脑血管疾病。这些疾病为脑动脉硬化、高血压、脑梗死、脑栓塞等。

(2)高脂血症:老年性痴呆患者的血总胆固醇及三酰甘油水平均高于普通人群,而且高脂血症水平与老年性痴呆病情呈正相关。

(3)糖尿病:2 型糖尿病是老年性痴呆的主要的高危因素,长期患有糖尿病可导致认知能力下降,其中男性糖尿病患者风险更大。因此,糖尿病患者要控制好四高:控制空腹血糖降至 6.1 毫摩/升以下;控制体重增长,凡女性腰围大于 80 厘米或男性腰围大于 85 厘米的糖尿病患者都要做有氧运动消除多余脂肪,平衡膳食,减少高糖、高脂食物的摄入;控制血压正常,使血压维持在140/85 毫米汞柱以下;控制不良血脂,如低密度脂蛋白(坏胆固醇)升高者,应在医生指导下服用辛伐他汀 5~10 毫克,每晚服 1次,以控制坏胆固醇,降低心血管病风险,能预防本病。

6. 其他

(1)尽力保持患者独立生活能力,维护其尊严。

(2)保持与患者的良好沟通,不与患者争执。保持患者工作的简单化,保证患者安全。

(3)严防患者走失、摔伤、烫伤等。

(4)鼓励患者适当锻炼,协助患者发挥现存的能力。

(七)预防老年性痴呆三字经

勤用脑,想事情,做计算,唤醒脑。

多用手,也用脚,做技巧,锻炼脑。

广交友,多沟通,常交流,充值脑。

遇怒事,而不躁,遇愁事,不伤脑。

高蛋白,维生素,多蔬果,营养脑。

低脂肪,低热量,低钠盐,保护脑。

戒烟酒,铅制品,要远离,平安脑。

听音乐,常哼唱,弃烦事,放松脑,

治老病,防感染,拒毒物,解放脑。

第六章　内分泌系统疾病

一、老年人跌倒与骨折高危
人群防治策略与保健

据国家卫计委公布的《中国伤害预防报告》显示：在 65 岁老年人中，有 23％的男性，44％的女性因跌倒导致骨折、颅脑损伤、脾破裂等，且跌倒发生率随年龄的增长逐渐爪高。

可见，跌倒是老年人常见而且最严重的家庭损害，有资料表明，65 岁以上老年人约 1/3 的人会发生一次或多次跌倒，80 岁的老年人跌倒的发生率高达 5％，且女性高于男性。发生跌倒的场所以家中居多，占 60％，30％发生在公共场所，10％发生在医疗场所。我国目前有老年人 1.3 亿，每年有 2 000 万老年人至少发生 2 500 万次跌倒，直接医疗费用高达 50 亿人民币。跌倒是老年人就医、生活质量降低乃至死亡的一个重要原因，有 10％老年人跌倒合并严重损伤，如骨折、关节脱位等。意外伤害是老年人第六死亡原因，而跌倒是导致老年人意外伤害的最主要原因，避免发生骨折等意外伤害，重要的是预防跌倒。

（一）跌倒后果及高危因素

见图 41。

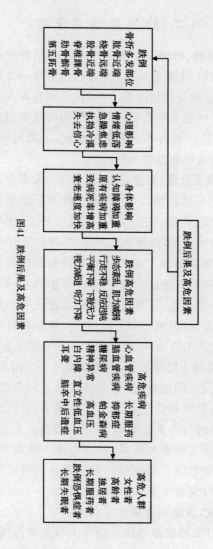

图4-1　跌倒后果及高危因素

（二）防治策略与保健

1. 晨练要站稳，时间不过长　老年人早晨外出锻炼身体时，要选择平坦的场所，不要在高台、青苔石板路等地方晨练，以免跌倒，且要根据自己的身体情况量力而行，不做难度大或复杂动作，以防因体力不支或站立不稳而跌倒。慎用影响平衡功能的药物，如镇静安眠药、抗过敏药等。避免提重物，下蹲时，腰背要挺直，不要弯腰拾重物或够取高处重物。

2. 居室布局要合理、安全、阳光　老年人常常为了节约用电，居室内灯光不充足易跌倒。同时，居室内采光应充足；地面要干燥，清除障碍物品；走廊、浴室、卫生间应有扶手，选用防滑地板。避免在昏暗的地方行走，改善家庭照明，跨越台阶时要小心。

3. 衣着、鞋裤要合适　老年人的衣裤不要过长，穿上后裤脚不能兜到鞋底，裤子不要过于肥大，以免影响行动，导致跌倒。老年人的鞋子大小要合适，穿着合脚，鞋后跟还应有一定高度，一般以 1.5～3 厘米为宜，鞋底不能过于柔软，并应有防滑功能，如选择鞋底有较深纹路的防滑鞋子，使老年人活动起来安全方便。

4. 卫生间要铺上防滑胶垫，坐着洗澡　卫生间是老年人跌倒的高危险地方，卫生间地面湿滑，最好要铺上防滑胶垫。而且老年人洗澡时应在淋浴喷头下放置一个小凳子，可以坐着洗澡，但坐在凳子上洗澡时身体重心要稳当，以免跌倒。水温太热使血压升高，而温水泡澡又使血压下降，均应避免。洗澡时间不应过长或出汗过多，以免晕眩。避免饮酒后洗澡及饱餐后洗澡，也要避免饥饿时洗澡，以免发生低血糖昏迷。饭后 1 小时再洗澡，水温以 35～40℃为宜，洗澡不要超过半小时。

5. 在原地打太极训练平衡　老年人可在室内或室外练习太极拳或踏步走，既简单又安全，却能起到锻炼平衡能力的作用。练习原地踏步走时，身体重心由一侧下肢移动到另一侧下肢，可以交替进行重心的转移动作。两种运动均有助于增强平衡能力。必要时可以使用拐杖或助行器以增加行走的稳定性。

6. 要坚持日光浴,增强骨钙水平 研究表明,老年人体内维生素 D 缺乏是老年人容易跌倒的重要原因,而补充维生素 D 可以减少老年人跌倒的次数,也能减少跌倒所致的意外伤害。同时,老年人于秋夏季在上午 8～9 时,冬季和春季可以选择中午阳光充足时晒太阳。下午 4～5 时在阳光柔和的时间段晒太阳,会生成维生素 D。每天至少要花半个小时晒太阳。

7. 合理膳食,建立良好生活方式 要多吃富含钙质食物,特别是每日要进食足够的奶制品,以保证摄入足够量的钙(最低不要低于 500 毫克/日),同时避免菠菜与豆腐或牛奶同餐,避免以未经发酵的面包为主食等,以避免影响钙的吸收。老年人要保持每日摄取足量的蛋白质。要戒除烟酒,避免过食咸食或咖啡,要尽量不服用能引起骨质疏松的药物,以及影响身体平衡和稳定性的药物。

8. 积极治疗自身疾病 老年人常患有高血压、冠心病、糖尿病、脑缺血、直立性低血压等,要按时服药,掌握发病规律,及时做好预防措施。

9. 改善平衡,防止跌倒 平时坚持进行平衡性锻炼,不仅能增强四肢的能动性,还能锻炼核心力量及各肌肉群,防止跌倒。锻炼平衡方法如下。

(1)单腿独立:单脚站立,另一只脚离开地面,保持 20 秒钟左右,然后换另一只脚,每天练习 10～15 次为宜。进行锻炼时,一定要在有支撑物的情况下进行,如墙边、桌边、椅边等,且尽量保证有人陪同,保证不会摔倒。

(2)脚跟对着脚尖走:后面的脚尖与前面脚的脚跟对成一条直线进行行走,脚跟与脚尖相接;双腿交替向前行走,每天练习 20 次为宜。

(3)平衡跨步走：站立，双臂向两侧张开与肩同高，一侧膝关节抬高时维持 1 秒后向侧方跨步，双侧交替重复 20 次，以锻炼平衡性。

(4)提踵：提起脚跟时，应感到小腿肌群充分收缩，稍停顿后再缓慢下落至最低限度，使小腿肌群得到充分伸展。每天练习 3～4 组，每组 15～20 次，每组间休息以 15 秒为宜。

不管进行何种平衡性练习，都应做到循序渐进，贵在坚持，才能达到锻炼目的。

（三）预防跌倒及骨折三字经

居室内，有阳光，黑夜里，灯要亮。

地表面，要防滑，穿拖鞋，不宜大。

要洗澡，温调好，坐着洗，不弯腰。

要行走，慢慢起，眼看地，再直立。

重物品，要免提，勿登高，身不屈。

生活里，不要急，看不惯，该放弃。

含钙品，要多吃，烟和酒，要远去。

老年病，应早治，慎用药，宜知己。

太阳浴，日日去，增骨钙，比药喜。

二、高脂血症高危人群防治策略与保健

高脂血症可分为遗传性及非遗传性两种。血液中脂类过多的状态被称为血脂异常。而血液中主要的脂类是胆固醇及三酰甘油，无论是这二者中的哪一种增多，或是二者含量都增多，均被称为高脂血症。

（一）脂肪酸的分类、来源和作用

各种脂肪中的饱和脂肪酸、单不饱和脂肪酸和多不饱和脂肪酸比例不相同，见图 42。

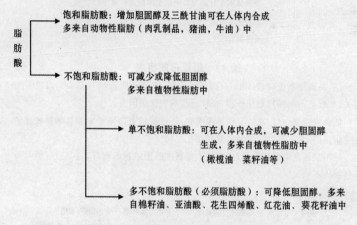

图 42　脂肪酸的分类、来源及作用

（二）血脂的组成

见图 43。

（三）高脂血症所致疾病谱及高危人群

见图 44。

（四）治疗原则

1. 营养治疗　要限制总热能，避免高胆固醇饮食，避免过饱和脂肪酸，多摄取不饱和脂肪酸食品，如限制动物油和糖类。

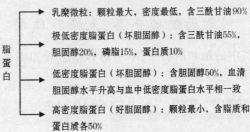

脂蛋白

乳糜微粒：颗粒最大，密度最低，含三酰甘油90%

极低密度脂蛋白（坏胆固醇）：含三酰甘油55%，胆固醇20%，磷脂15%，蛋白质10%

低密度脂蛋白（坏胆固醇）：含胆固醇50%，血清胆固醇水平升高与血中低密度脂蛋白水平相一致

高密度脂蛋白（好胆固醇）：颗粒最小，含脂质和蛋白质各50%

图 43　脂蛋白的组成

注：高密度脂蛋白（HDL）：又称好胆固醇，高密度脂蛋白与冠心病发生呈负相关，具有抗动脉粥样硬化作用，是抗冠心病的保护因子。

低密度脂蛋白（LDL）：又称坏胆固醇，低密度脂蛋白是形成动脉粥样硬化的首要脂蛋白，具有高度形成动脉粥样硬化作用。

但不是说高密度脂蛋白越高越好，低密度脂蛋白越低越好，过高或过低对身体健康均不利

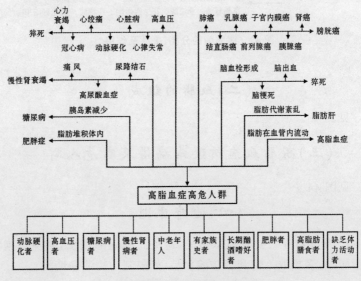

图 44　高脂血症所致疾病谱及高危人群

2. 坚持体育锻炼　可根据年龄和身体情况,选择适当的体育活动,如散步、慢跑、游泳、跳舞、练太极拳和气功等,可以增强心肺功能,加速血液循环,增强机体代谢,提高脂代谢,有利于三酰甘油的运输和分解。

3. 控制体重　对于体重超过正常理想的人,应逐步减轻体重,以每月减重1～2千克为宜。低脂肪、低糖、足够蛋白质是降低体重的饮食原则。

4. 戒烟　吸烟可致血管收缩,血黏度升高,血压也升高。吸烟者戒烟是降低血黏度的有效途径。

5. 药物治疗　常用药物有阿托伐他汀、辛伐他汀、非诺贝特、烟酸、依折麦布等,但要注意不良反应。

(五)防治策略与保健

1. 控制总热能,限制体重　每天总热能为2 007～25 684卡(8 400～12 000千焦),肥胖者还要增加运动,以促进体内血脂下降,保持理想体重。

2. 限制动物脂肪摄入量　多吃植物油如豆油、玉米油、葵花籽油、茶油、芝麻油等,少吃猪油、肥肉、黄油、牛油、肥羊、肥鸭、肥鸡等。

3. 限制胆固醇摄入量　膳食中的胆固醇每日应不超过300毫克。胆固醇含量高的食物有:动物内脏、鱿鱼、蛋黄、奶油、鱼子、虾子、蟹黄、脑髓等。应多吃富含植物固醇食物,如稻谷、小麦、豆制品、玉米、菜籽等。

4. 进食优质蛋白质　优质的动物蛋白如鱼类(尤其深海鱼类)、禽肉、瘦肉、牛奶等。植物蛋白应占50%,如豆制品等。

5. 控制糖类食物　碳水化合物的摄入占总热能的40%～60%。过多摄入双糖或单糖,可转变为三酰甘油。

6. 增加膳食纤维摄入　多吃膳食纤维可降低胆固醇合成并

有利于胆固醇的排出而降低血胆固醇水平,高纤维食物有麦麸、卷心菜、马铃薯、胡萝卜、干果、莴笋、花菜、芹菜等。

7. 保证维生素、无机盐和纤维素的摄入 这些食物能降解三酰甘油水平,促进胆固醇排出。应多吃水果和蔬菜。

8. 多吃粗粮 以谷类食物为主食,如小米、燕麦、玉米等食品。

9. 多吃海鱼 海鱼中多不饱和脂肪酸含量很高,可降低血脂,保护神经系统,保护心血管系统。

10. 多吃菇类食物 多吃香菇可使胆固醇水平降低。

11. 提倡饮茶 能预防动脉硬化,促进血液循环,有利于预防高脂血症。

(六)预防高脂血症三字经

多运动,少坐车,控热能,防肥胖。

多蔬果,少甜食,坏血脂,可降低。

多菌类,少荤腥,血管壁,无脂肪。

多葱蒜,少精粮,好血脂,能增强。

多和睦,少急躁,戒烟酒,心情好。

多知足,少烦恼,笑一笑,万能药。

三、糖尿病高危人群防治策略与保健

我国糖尿病发病率已达 11.6%。18 岁及以上居民糖尿病发病率为 9.7%,65 岁以上人群中约有 25% 都受到糖尿病困扰。据测算,我国糖尿病患者人数已达 9 000 万,其中 18～59 岁劳动力人口糖尿病发病率为 7.8%。糖尿病的早期预防、早期发现、早期治疗已成为我国公共卫生事业迫切需要解决的问题。

第六章 内分泌系统疾病

（一）糖尿病早期脸谱及高危人群

见图 45。

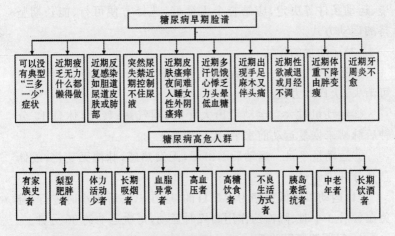

图 45 糖尿病早期脸谱及高危人群

（二）治疗原则

1. 糖尿病患者的教育 每个患者都要自觉地学习糖尿病基本知识，自我管理、主动控制好糖尿病是治疗成功的关键。

2. 饮食治疗

（1）饮食治疗是各型糖尿病的治疗基础。

（2）保持标准体重，避免摄取过多热量引起肥胖。

（3）热能摄取也不能过少而致消瘦。

（4）摄取平衡饮食，蛋白质、脂肪、碳水化合物的构成比例是：蛋白质占 20%，脂肪占 25%～30%，碳水化合物占 50%～55%。

（5）每日进食至少三餐，必须定时定量。

（6）要限制钠盐、高胆固醇、饱和脂肪酸食品的摄入。

3. 运动治疗

(1)运动治疗原则因人而异,循序渐进,贵在坚持。

(2)运动方式依年龄、性别、身体素质、主要脏器功能、生活环境、运动条件等决定,应结合个人爱好,选择方便可行、能长期坚持的运动方式。

(3)运动量的评估

①运动量适宜。运动后微出汗,轻松愉快;稍感乏力,休息后可消失;次日体力充沛。

②运动量过大。运动后出大汗,胸闷气短;疲乏,休息15分钟后脉搏未恢复运动前水平;次日周身乏力。

③运动量不足。运动后不出汗,无发热感;脉搏无变化,或休息2分钟内恢复。

(4)运动以降低血糖为治疗目的,应在三餐后1小时进行,避免在餐后3小时、降糖药作用高峰时运动,每次运动约30分钟。

4. 口服降糖药治疗

(1)磺脲类:格列本脲(优降糖)、格列吡嗪(美吡达)、格列齐特(达美康)、格列喹酮(糖适平),主要作用是刺激胰岛 B 细胞分泌胰岛素。应在餐前30分钟服用。

(2)双胍类:盐酸二甲双胍,主要作用是增加体内葡萄糖的利用,减少肠道吸收葡萄糖,增强胰岛素的敏感性;餐中或餐后服用。

(3)葡萄糖苷酶抑制药:阿卡波糖(拜糖平)、伏格列波糖(倍欣),主要作用是延缓肠道内糖类分解及产生葡萄糖的速度并减慢葡萄糖的吸收,降低餐后血糖。同第一口饭一起服用。

(4)胰岛素增敏药:瑞格列奈(诺和龙)、那格列奈(唐力),主要作用是刺激胰岛 B 细胞分泌胰岛素,但起效较快,降血糖作用持续时间短,低血糖反应较少。应在饭前即刻口服。

5. 胰岛素治疗　适用于1型和2型糖尿病患者,经口服降糖药治疗未获得良好控制血糖者和各种急性并发症及应激状态的糖尿病患者。无论是哪型糖尿病,胰岛素治疗都应在一般治疗和饮食治疗的基础上进行。开始应用胰岛素治疗时,一般应用速效胰岛素,从小剂量开始,并按患者反应情况做适当调整。

(三)糖尿病三级防治策略与保健

1. 一级预防 提倡健康生活方式、合理饮食、适度身心生活、防止肥胖,以尽力预防糖尿病发生。

(1)糖尿病高危因素:2 型糖尿病发病具有一定的高危因素和高危人群:①有糖尿病家族成员;②曾有妊娠期糖尿病病史的妇女者;③曾有巨大胎儿生产史的妇女;④现在是代谢综合征(高血压、高脂血症、高尿酸血症、高血糖、高胰岛素血症)者;⑤年龄大于 40 岁者;⑥长期应用影响糖代谢药物(糖皮质激素、利尿药等)者;⑦不良生活方式或不良生活行为者;⑧出生时或婴儿期体重低者;⑨病毒感染者;⑩精神受到重创或长期精神紧张者;⑪患有影响糖代谢的疾病者。

(2)自我学习健康知识:糖尿病是多因素导致的一种终身性疾病,是与生活方式最为密切的慢性病。糖尿病并发症遍及全身各个器官,即使血糖控制良好,其慢性并发症依旧发生不可逆转。对健康及生命造成严重威胁。糖尿病的发病年龄 80% 在 45 岁以上。因此,中老年人应该自我学习有关糖尿病知识,提高对糖尿病危害的认识。凡是有糖尿病的高危因素或高危人群者,应该每年至少 1～2 次进行健康体检,不仅要检验尿糖、空腹血糖,还要检测饭后 2 小时血糖,才能不漏掉早期糖尿病的诊断。

(3)平衡膳食:没有任何一种食物是完全不含碳水化合物的,而且人体需要各种微量元素和植物化学物质,才能维持生命的正常运行,所以即使有完全不含碳水化合物的食物也不值得推荐。

①中老年人应该少吃或不吃导致血糖升高的食品,如糖果、

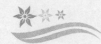

汽水、可乐、蜜饯、蜂蜜、加糖饮料及各种甜品。

②限制含淀粉高的食物,如番薯、土豆、芋头、玉米等。碳水化合物可占总热能的50%～60%。

③减少饱和脂肪酸的摄入。动物性脂肪酸大多是饱和脂肪酸,可导致血液中胆固醇、三酰甘油及低密度脂蛋白升高,加速动脉粥样硬化和肥胖。因此糖尿病高危人群应减少饱和脂肪酸的摄入,脂肪的摄入应占总热能的30%以下,其中饱和脂肪酸、多不饱和脂肪酸及不饱和脂肪酸的比例为1∶1∶1。除了少吃油炸、油煎、油酥及高脂肪类食物外,也要限制红肉(猪肉、羊肉、牛肉)食品,多用植物油来烹调食品。还要限制含胆固醇高的食品摄入,如动物内脏、蛋黄、海鲜类食品等。

④多食富含膳食纤维的食物,可降低血糖、胆固醇及低密度脂蛋白,提高高密度脂蛋白,如谷类、水果、蔬菜及豆类与豆制品。凡具有糖尿病高危因素及高危人群者,只要控制每天热能的摄入,防止热能过剩,防止肥胖,提倡膳食平衡而合理,进食健康食品,可以预防糖尿病的发生。

(4)大力提倡全民运动:运动是预防糖尿病的重要方法,它能够有效限制体重,降低血糖,降低心脑血管疾病的发病率。但是当今社会习惯的变化迫使人们把太多时间花在开车、使用手机、坐办公室等,而减少了运动时间。因此要大力提倡全民运动,坚持运动有以下作用:①能提高各器官组织对胰岛素的敏感性,防止产生胰岛素抵抗;②能加速糖代谢,加速脂肪分解,改善脂代谢,降低总胆固醇和三酰甘油,提高高密度脂蛋白(好胆固醇)水平,降低发生心绞痛及心肌梗死的风险;③能增强体力和机体的免疫功能,减少用药,预防感染,减轻体重,防止肥胖,有助于预防糖尿病;④能改善精神状态,清除不良情绪和压力,还能让人有更高的健康意识,对饮食、戒烟和对整体的生活习惯都产生良好作用。但中老年人做体育运动,必须要量力而行,身体的承受能力

可以从心跳来判断,要求运动后不出现心律失常,且最高心率不超过"170-年龄数",即80岁老年人运动后心率不超过170-80=90次/分为宜。

(5)人群定期筛查能早期发现糖尿病:在糖尿病发病前,通常出现早期症状或有高危因素、高危人群,出现下列之一者应及早进行筛查。

①凡有糖尿病、甲亢、高血压、冠心病、高脂血症、肥胖症、高尿酸血症、胰岛素抵抗综合征等疾病家族遗传史的人群。

②本人患有肥胖症、高血压、冠心病、高脂血症、高尿酸血症、高胰岛素血症及胰岛素抵抗症等疾病。

③在既往病史中,曾患过严重的胰腺疾病或做过胰腺手术者。

④曾患过慢性肝炎、肝硬化且近期消瘦者。

⑤近期无明显诱因体重减轻明显或身体消瘦。

⑥肢体出现溃疡或皮肤反复出现疮疖、痈肿,经治疗无效者。

⑦于餐前经常出现乏力、心慌、颤抖、多汗、饥饿感明显又无明显其他原因者。

⑧无明显原因出现视力下降,视物模糊、双眼干涩者。

⑨女性外阴皮肤瘙痒且反复发作,或有尿路刺激征(尿频、尿急、尿痛),经治疗无效者。

⑩无明显原因的男性阳痿、性欲减退,女性闭经或月经紊乱且经治疗无效者。

⑪40岁以上又伴有腹部型肥胖者。

⑫长期应用皮质激素类药物或高糖饮食者。

⑬曾受到严重的精神刺激又伴体重减轻者。

以上人群应定期监测血糖。如果空腹血糖高于5.6毫摩/升,要及时进行口服葡萄糖耐量试验,可以判断有无糖调节异常或糖尿病。如果葡萄糖耐量试验正常,应防止肥胖,限制高热能饮食,坚持适当运动。还应每3~6个月再监测血糖变化,尤其是

餐后血糖的监测,可以防止漏掉糖尿病的诊断。如果葡萄糖耐量试验提示已有糖耐量异常,则应采取有效措施进行干预,即调整饮食结构、控制体重,适当运动,必要时在医生指导下进行药物干预,可以延缓或阻止糖尿病的发生。

2. 二级预防　二级预防是指早期发现糖尿病、早期诊断、早期治疗。预防、延缓糖尿病及其并发症的发生和发展。

(1)严格控制体重防止肥胖:肥胖是糖尿病的高危因素,体重超标或肥胖是糖尿病前期和 2 型糖尿病发生的首要原因。人体肥胖程度和脂肪含量可用体重指数(BMI)测算得到,体重指数用于表示体重和身高之间的关系,可信度较高。体重指数在 25.0～29.9 之间的人为体重超标,超过 30.0(包括 30.0)为过度肥胖,超过 40.0 为极度肥胖。在糖尿病患者中,67％的 2 型糖尿病患者体重指数超过 27.0;46％的 2 型糖尿病患者体重指数超过 30.0。

总之,肥胖是现代的"万病之源",是代谢综合征的代表性信号,除了能诱发及加速上述疾病外,还可引发高脂血症、肝脏病、高尿酸血症(或痛风)、胆结石、激素异常、动脉硬化、脑血管疾病、高胰岛素血症、肺泡低换气综合征、腰背疼痛、皮肤紫纹、便秘及感染等,见图 46。

(2)严格控制高血压:高血压患者的血压值一般高于 140/90 毫米汞柱,高血压是 2 型糖尿病的并发症,也是诱发其他很多疾病的高危因素。研究发现,高血压患者患 2 型糖尿病的概率比正常人高 2.5 倍。而且服用高血压药物 β 受体阻滞剂会增加患糖尿病危险性。因此,高血压者应在医生指导下,选择合理的降压药,将血压控制在达标水平,低于 140/90 毫米汞柱,能预防糖尿病。

(3)严格控制高脂血症:三酰甘油超过 250 毫克/分升,同时高密度脂蛋白(好胆固醇)低于 35 毫克/分升,会大大增加 2 型糖尿病的患病率。高密度脂蛋白好比循环系统的润滑剂,可促使其他脂类物质(三酰甘油、低密度脂蛋白)从血管进入肝脏,进行新

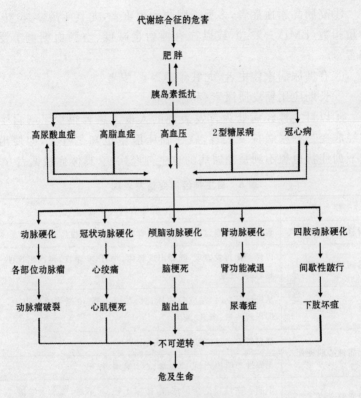

图 46　肥胖所致代谢综合征

陈代谢。高密度脂蛋白能防止脂肪层形成,而脂肪层会阻塞动脉,导致动脉粥样硬化,发生高血压。而三酰甘油升高更易引发心脏病。因此,高脂血症者不食用动物油,不吃动物内脏、鱿鱼、蟹黄、蛋黄等含胆固醇高的食物,多吃水果、蔬菜,少吃盐,多吃鱼,控制一天的总热能,能预防糖尿病。

(4)按时监测血糖变化可早期发现糖尿病:凡下列人群应于每年进行 2～3 次监测血糖,可以早发现糖调节受损及糖尿病。

①高胰岛素血症者,多见于肥胖和超重者,尤其年龄≥45岁,体重指数(BMI)≥25.0,或以往有糖耐量减低、空腹血糖调节受损者。

②有糖尿病家族史者,尤其年龄>40岁者。

③长期应用糖皮质激素、利尿药者。

④以自主神经病变为首发表现的人群。患者很少了解自主神经病变是糖尿病首发表现,就连临床医生也知之甚少,即使出现下列症状也想不到是糖尿病的自主神经病变,具体症状见表6。

表6　自主神经病变首发表现

疾　病	临床表现
胃轻瘫	胃肠蠕动减慢,进少量食物即有饱腹感,腹胀腹痛、呕吐等
腹泻便秘交替	以便秘为首发表现,随即出现腹泻,每日10余次,再次出现便秘,如此反复
直立性低血压	从卧位起立时,站立位血压比卧位时下降30毫米汞柱以上,即出现头晕、晕厥、跌倒
无痛性心肌梗死	静息时心率过快可达100次/分以上
	无痛性心肌梗死、心律失常、心力衰竭、猝死
尿潴留	不能一次性排空全部尿液,排尿不畅、尿不尽,残余尿增加或出现尿失禁
性腺功能异常	男性性欲减退,阳痿,女性月经紊乱,性冷淡
泌汗异常	肢体远端少汗而躯干部多汗,或一侧肢体出汗,另一侧肢体无汗

3. 三级预防　三级预防是早期发现糖尿病并发症,早期防治。无慢性并发症者要防止并发症发生,已有并发症者要尽力防止并发症有早期向晚期发展,尤其要进行心、脑、肾、眼及下肢并发症治疗。

(1)积极防治动脉硬化:要对发生动脉硬化的高危因素进行干预,主要从生活方式进行干预,并应用药物早期治疗。

①调整饮食。限制脂肪的摄入,少吃油炸和富含胆固醇的动物内脏、蛋黄。每周吃 2 次鱼、海产品,如海带、海鱼、海菜、紫菜等。这些食物富含多种微量元素、蛋白质和不饱和脂肪酸,是大脑的保健品、血液稀释剂,具有降低胆固醇、防止动脉硬化的作用。少吃盐(每天食盐不超过 6 克),不吃甜食(甜食、奶油、糖果、酸味饮料),多吃粗粮及富含膳食纤维食物,可以有效预防动脉硬化。

②严禁吸烟,远离二手烟。吸烟将增高血胆固醇和低密度脂蛋白(坏胆固醇),而降低高密度脂蛋白(好胆固醇)及增加血黏度,加重动脉硬化,引发冠心病;吸烟使血压升高,心脏加速,可引发冠心病和心肌梗死;吸烟影响抗心绞痛药、降脂药、抗血小板凝聚药、降糖药、利尿药的吸收和疗效。

③保持健康心态,保证充足睡眠。要释放精神和身体压力,清除紧张情绪,保持良好心态有助于降血压,保证身心健康。

(2)防止视网膜病变及白内障:糖尿病患者要坚持控制血糖,控制血脂,控制血压,控制体重,能预防视网膜病变发生,同时严防剧烈运动和用力过大过猛,防止视网膜血管破裂、眼底出血。每年至少进行 2~3 次眼底检查,以早发现、早治疗。

(3)防治糖尿病肾病

①糖尿病肾病患者要坚持每年进行 1~2 次 24 小时尿微量白蛋白检测,因为尿微量白蛋白检测是早期发现糖尿病肾病的最简单而有效又无创伤的检查项目。

②尿微量白蛋白如果超过正常(即超过 20 毫克/升),必须在 3~6 个月再检测 3 次,以确定是否为持续性微量白蛋白尿。

③凡已确定尿微量白蛋白为增高(即高于 20 毫克/升),并能排除其他病因者,如泌尿系感染、剧烈运动、高血压等疾病后,可

以确定已是糖尿病早期肾病。

④严格控制血糖在达标之内;控制血压在 125/75 毫米汞柱之内;控制蛋白质在 0.6～1.0 克/日,并要进低盐饮食。在血糖、血压和胆固醇水平得到控制的情况下,有 58% 的患者在 6 年内病情得到逆转。

(4)防治糖尿病足

①糖尿病患者要充分掌握足部保健知识,是防止糖尿病足发生的关键。

②患者每日必须全面认真检查双足面、足趾、足趾间及足底有无皮肤干燥、胼胝、裂口,足部受压点有无异常,皮肤有无感染,足背动脉搏动、末梢感觉,也要认真检查所有的鞋及鞋垫有无不平、破损等,并做记录,以便比较。

③及时修剪过长的趾甲,剪趾甲时不可把甲床的皮肤剪破,以免感染甲沟炎。趾甲前端应剪平且磨光,以防止向肉内生长。

④不可在胼胝或鸡眼部贴任何刺激物,以防感染,不要修剪足底,以防剪破皮肤引发感染。

⑤要保持足及足趾间干燥,防止足部受冷受热刺激,严防冻伤或烫伤,严防足部受压、受伤,不要赤脚走路,不要在鹅卵石上锻炼,以免损伤皮肤而引发感染。

⑥要穿合适的鞋子,防止足部磨伤。

⑦一旦发现足部出现任何异常情况或感染时,要及时去糖尿病专科就医,切勿在家自行处理,也不可去非糖尿病科诊治,以防误诊误治,引起后患。

(5)及时治疗神经血管病变:神经病变至今尚无特异性病因治疗,以严格饮食控制,合理应用降糖药物,可能改善糖尿病病情变化为基本目标,并给予对症治疗。

①给予神经营养药,如维生素 B_1、维生素 B_6、维生素 B_{12} 及维生素 C 治疗。

②肌醇,每日 6 克,分 3 次口服,8～12 周为 1 个疗程。

③神经节苷脂,每日 20～40 毫克,每日 1 次,肌内注射,连用 6 周。

④血管扩张药可防止微血栓形成,促进神经系统的微循环,减少周围神经的缺血性损害。如应用前列腺素 E_1、中药丹参等。

(6)积极控制感染:糖尿病患者抵抗力较弱,易发生呼吸道、泌尿道、胆道系统及皮肤等部位感染。患者要及早发现,及早诊断,及早治疗,防止因感染而导致糖尿病病情加重。

(7)定期监测心脑血管疾病并及时防治

①每年至少进行 3～4 次心电图或心脏超声检查,以了解心脏功能及供血情况,必要时可随时检查。

②出现头晕、疲乏、出汗者,应及时检测血压、血糖、血脂变化,必要时还要做脑 CT 或磁共振检查或有关检查,以了解有无脑梗死或脑供血不足,以便尽早发现,及时治疗。

(四)糖尿病三级预防三字经

一级预防(避免发生糖尿病)

勿暴食,宜定量,"三高"少,保胰岛。

多运动,减体重,降血脂,降糖尿。

戒烟酒,没商量,胰腺好,高糖消。

心豁达,别紧张,高危人,勤查尿。

二级预防(糖尿病早期不典型表现)

常感染,易疲乏,尿失禁,牙周炎。

皮肤痒,入睡难,外阴痒,女多见。

出汗多,饥饿感,心跳快,手抖颤。

胖变瘦,手足麻,糖尿病,是早发。

三级预防(预防和/或延缓糖尿病并发症)

心血管,防硬化,脑血管,防出血。
眼疾病,要勤查,护双足,好鞋袜。
肾脏病,尿变化,神经病,低血压。
男阳痿,女"性"低,并发症,应早医。

四、肥胖高危人群防治策略与保健

肥胖是老年人常见的疾病,以体脂含量过高,使体重超过理想体重的 20% 左右为特征。老年肥胖病常伴发心脑血管病和糖尿病,严重威胁老年人的健康。体重指数(BMI)＝体重(千克)/身高(平方米),正常女性体重指数不超过 24。正常男性体重指数不超过 25。

简明计算公式:

理想体重:身高(厘米)－105

超重:体重＞身高(厘米)－100

肥胖:体重＞身高(厘米)－90

消瘦:体重＜身高(厘米)－120

(一)肥胖的病因及脸谱

见图 47。

(二)肥胖对人体的危害

1. 肥胖易引发高血压　超重者高血压发病率比非超重者高 3 倍,明显肥胖者高血压发病率比正常者高 10 倍。体重越重,患高血压的危险性就越大。

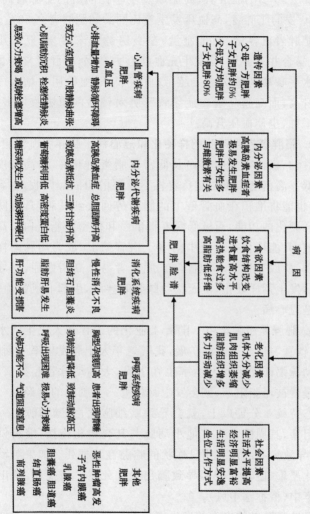

图47 肥胖的病因及脸谱

20～30岁的肥胖者,高血压发生率比同龄的肥胖者高1倍;40～50岁的肥胖者,高血压发生率比同龄的肥胖者高50%。

肥胖者血容量、心排血量、左心房舒张末容量、充盈压均增加,且易合并高血压,易发生充血性心力衰竭;肥胖者常多食而胰岛素水平较高刺激交感神经,致血管收缩,血管阻力增大而造成血压升高,而高胰岛素血症导致肾脏对钠盐的重吸收增多,使血流量增加,也使血压升高。

2. 肥胖者易患动脉粥样硬化和冠心病 肥胖者血清胆固醇、三酰甘油、极低密度脂蛋白及低密度脂蛋白升高,而高密度脂蛋白降低。高密度脂蛋白是负责将不需要的胆固醇回收,重新带回肝脏,也能将堆积在血管壁上的胆固醇回收到肝脏,具有防止动脉粥样硬化的功能,而极低密度脂蛋白和低密度脂蛋白升高没有回收地,只能堆积在血液中附着于血管壁上,成为动脉粥样硬化的原因,所以被称为坏胆固醇。肥胖者易患高脂血症,易导致冠状动脉发生粥样硬化,使冠状动脉管腔狭窄,引起心脏缺血缺氧,这就是冠心病。

3. 肥胖易患脑卒中 随着工业化的进程和人民生活水平的提高,饮食习惯西方化的扩展,我国老年人肥胖发生率不断上升。大脑动脉粥样硬化的发生率也在上升,大脑动脉管腔狭窄,血流减少慢慢被血脂阻塞,就会发生脑梗死。大脑中的神经元一旦缺氧状态持续4分钟以上,就会导致脑细胞死亡,脑动脉中一根动脉被阻塞,其周围又有其他小动脉与其交错相连接,继续供血供氧,可导致少有或没有明显症状的腔隙性脑梗死。如果脑动脉粥样硬化严重,血管破裂而导致脑出血和死亡。脑梗死、脑出血统称脑卒中(俗称脑中风)。

男性肥胖者脑出血的发生率是非肥胖者的3.6倍,女性肥胖者脑出血的发生率是非肥胖者的1.7倍,中年男性体重高于理想体重的30%者,脑出血意外的机会增加7倍,腹部型肥胖者脑梗

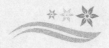

死的发生率比臀部型肥胖者高 3～5 倍。

4. 肥胖易患 2 型糖尿病 肥胖者常患有高胰岛素血症,脂肪、肌肉、肝细胞的胰岛素受体数目和亲和力逐渐降低,而对胰岛素不敏感,导致胰岛素持续大量分泌,这就是胰岛素抵抗。内脏堆积脂肪过多的时候,肝脏合成糖原也多,再加上胰岛素抵抗,消耗不掉的糖原就会堆积在血液中,导致血糖升高,糖尿病发生率明显高于非肥胖者。

肥胖是发生糖尿病特别是 2 型糖尿病的重要而危险的因素之一,长期肥胖的人群中,糖尿病的发病率比普通人高 4 倍。在 2 型糖尿病人群中,80％的患者都为肥胖者,肥胖的病程越长,患糖尿病的概率就越大。腹部肥胖的人群患糖尿病的概率又远远高于臀部型肥胖人群,腰围/臀围之比值大者与糖尿病的患病率呈正相关。而有效减肥可以预防糖尿病的发生,老年人控制体重的增长可以预防老年 2 型糖尿病的发生。

5. 肥胖易患心绞痛和猝死 肥胖者心绞痛及猝死的发生率比体重正常者高 4 倍。体重超过标准体重的 30％者,10 年内发生冠心病的概率明显增加。

心绞痛是缺血性心脏病的表现之一,由于包裹着心脏的冠状动脉粥样硬化,使得冠状动脉内腔变得狭窄、血流不畅或血流减少,导致心肌暂时性缺血缺氧。在劳动、用力、遇到寒冷、精神兴奋或刺激时,心脏负荷量突然增加,就会出现心前区疼痛和(或)呼吸不畅等症状。心绞痛发作时,心肌仍可得到血液供应,因此发作时间为 2～5 分钟,最长也在 10 分钟左右,只要安静休养症状便会消失。

当营养心脏的冠状动脉由于动脉粥样硬化而完全被堵塞的时候,使血液无法流动,心肌细胞由于缺血缺氧而坏死,可出现心力衰竭、休克、心脏停止跳动,或猝死。

心肌梗死主要表现为突然胸部剧烈疼痛,伴有面色苍白、呕

吐、发冷、出汗,甚至有濒临死亡的恐惧感。这种疼痛可持续 30
分钟到数小时之久,甚至猝死。

6. 肥胖易患脂肪肝 肝细胞中三酰甘油堆积过多导致 30%
的肝细胞堆积脂肪者便称之为脂肪肝,肥胖者中脂肪肝的发生率
高达 50%。

进食高能量、高脂肪、高糖、高盐膳食者易发生肥胖。肝脏合
成的三酰甘油,以脂蛋白的形式溶解于血液中,身体内过多的三
酰甘油超出了肝脏的处理能力,便将三酰甘油滞留在肝细胞内,
逐渐越积累越多,有轻、中、重 3 种脂肪肝。肝脏内含脂肪量为肝
脏重量的 5%～10%者,为轻度脂肪肝;肝脏内含脂肪量为肝脏重
量的 10%～25%,为中度脂肪肝;肝脏内含脂肪量超出 25%者,
为重度脂肪肝。

轻度脂肪肝没有任何症状,随着肝脏脂肪量的逐渐增多,可
出现全身乏力、食欲下降、腹胀、肝区不适或隐痛。通过限制饮
食,增加体育活动,轻中度脂肪肝可逆转,脂肪肝可部分或全部消
失。

应当指出,除酒精性脂肪肝可以转变为肝硬化外,由肥胖引
发的脂肪肝转变为肝硬化的可能性很小,除非同时存在其他导致
肝硬化的因素。

7. 肥胖易患高尿酸血症和痛风 尿酸是核酸分解而成的废
弃物。肥胖者多进食含有过多的高嘌呤食物,如动物内脏、海产
品、大豆等,导致体内尿酸产物也多;肥胖者多存在胰岛素抵抗,
易导致肾脏对尿酸的清除率下降,使尿酸排出减少而在体内堆
积。

尿酸不易溶于水,血液中尿酸过多后就会形成结晶在关节内
堆积产生炎症反应,引起剧烈疼痛。血液中尿酸升高称为高尿酸
血症,高尿酸血症是痛风的发病原因。

痛风可以使患者某一天突然在关节部位出现剧烈疼痛,70%

左右发生于踇趾根部的关节,局部红肿疼痛和触痛。这种疾病的疼痛非常剧烈,风一吹就会觉得剧痛,因此才被称为痛风。有时也会发生在足部和膝关节。在发病的人群中,几乎很少是女性患者,中年以上男性占绝大多数。

应当指出,当血尿酸超过正常值后,并非立即发生痛风,而是当尿酸值长期持续超过 413 微摩/升之后才会发生。

8. 肥胖易患呼吸系统疾病　肥胖者由于胸壁有大量脂肪堆积,气管和咽喉部也有脂肪堆积;腹腔内更有大量脂肪堆积,使膈肌升高,均使肺脏受压而肺活量降低,活动后气短,更难做通气量较大的腹式呼吸运动,无法充分利用肺泡进行气体交换。易发生低氧血症和高碳酸血症导致呼吸困难。

由于呼吸道阻塞,平卧睡眠时呼吸困难,睡熟后呼吸中枢兴奋性降低,易发生睡眠中呼吸暂停,严重者可患真性红细胞增多症、肺动脉高压症、肺心病等并发症,甚至发生心力衰竭。

肥胖者也易患肺栓塞,因为该人群易发生下肢血栓性静脉炎,血栓极易脱落,随着血液循环首先进入肺脏,堵塞肺动脉及其分支,阻断肺组织血液供应所引起的病理和临床综合征。大部分肺栓塞不一定形成梗死而没有明显的临床症状。在老年人中,肺栓塞是常见病,又多与其他病并存,临床表现不典型,病情复杂,轻重悬殊,加之人们对它认识不足,误诊率和漏诊率极高。

9. 肥胖易导致病死率增高　研究表明,在所有可以预防的致死原因中,肥胖仅次于吸烟,占第二位。肥胖每年导致 30 万人死亡。在 25～30 岁的男性中,肥胖者的病死率比普通人高 12 倍,65～74 岁中,肥胖男性病死率比普通人高 2 倍。

肥胖引起病死率增高的原因有:肥胖引起的多种并发症,如高血压,动脉粥样硬化,糖尿病,冠心病,脑卒中,恶性肿瘤等;由于肥胖者的皮下脂肪及内脏脂肪比普通人多,手术的危险性也比普通人大很多,手术死亡的风险比普通人大 2 倍。

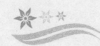

10. 肥胖易引发的疾病谱　见图48。

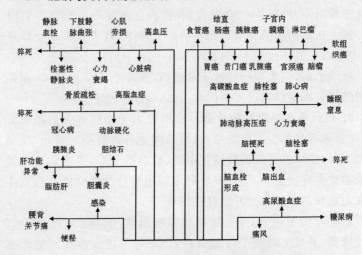

图 48　肥胖易引发的疾病谱

（三）治疗原则

1. 饮食治疗　控制总热能,减少脂肪摄入量,对于 BMI 在 25～30 者,每日低热能饮食为 1 200 千卡。要多食全谷类及高纤维素食品。饮食中的分配为碳水化合物占 55%～65%、脂肪占 20%～30%、蛋白质占 15%～20%。

2. 运动治疗　提倡每日坚持轻至中等强度的体力活动 30 分钟。每周运动消耗 900 千卡,并长期坚持。

3. 药物治疗　任何药物治疗必须以不厌食、不腹泻、降低体重而不减弱抵抗力为标准。

(1)食欲抑制药,如芬特明。

(2)代谢增强药。

(3)血清素。

(4)脂肪酶抑制药。

4. 心理治疗 抑郁患者影响减肥效果,应改变抑郁状态。

5. 手术治疗 主要减少胃肠道容积,进食时产生饱腹感,以利食量的限制。

(四)防治策略与保健

1. 控制热能 少吃高脂肪、高糖食品,饮食上不偏食、不挑食,应提倡杂食,常吃豆制品。每日三餐应做到早吃好、午吃饱、晚吃少。晚餐宜清淡,不宜吃过于油腻和含糖过高食品。多吃新鲜蔬菜、水果,不仅可降低胆固醇,防止动脉粥样硬化,也有利于控制体重。

2. 改变饮食方法 进食要细嚼慢咽,细嚼可增加脑血液供应,预防脑供血不足,避免老年痴呆的发生发展。吃饭速度放慢,食量就会减少,由于消化腺体分泌消化液时间有限,故进食放慢就能达到少吃的目的,有利于防治肥胖。

3. 改变喝汤顺序 饭前喝汤,身体不胖,饭后喝汤,越喝越胖。吃饭时坐在餐桌后,先安静一下情绪,先喝一碗汤水,汤进入胃内,不但占据胃内容积,并通过胃黏膜神经传导到大脑食欲中枢,使食欲中枢兴奋性降低,食量自动降低 1/3,饱腹感提前出现摄入总热能也会减少,养成习惯,日久天长,使人不胖又健康。

4. 坚持体育运动 体育运动可提高大脑功能,增强机体抗病能力,经常运动可防止肥胖。每周 5～7 次,每次半小时至 1 小时,如骑车、游泳、跳舞、行走、散步与跑步交替、健美操等。

5. 避免不良的精神刺激 中老年人应学会控制情绪,保持心情舒畅、快乐。

6. 其他 生活要有规律,保证充足睡眠。不吸烟、不酗酒,均有助于控制体重。

(五)预防肥胖三字经

控热能,少脂肪,限高热,防肥胖。

餐桌前,别动筷,先喝汤,占胃量。

饭入口,唾液有,细细嚼,慢慢咽。

先吃菜,后吃肉,见外皮,要挑走。

吃粗食,易饱腹,纤维多,不吸收。

烟熏食,烧烤品,热能高,勿进口。

蒸煮品,清炖食,热能少,最爽口。

常锻炼,脂肪减,吃水果,低热能。

五、高尿酸血症和痛风
高危人群防治策略与保健

痛风是一组嘌呤代谢紊乱所致的慢性疾病,多见于中老年人。其临床特点为高尿酸血症及由尿酸引起的痛风性急性关节炎反复发作、痛风石沉积、痛风石性慢性关节炎和关节畸形,肾尿酸结石和(或)痛风性肾实质改变。

据报道,有40%～80%的痛风患者有阳性家族史,痛风患者的一级亲属约有25%是高尿酸血症。而原发性痛风与肥胖、原发性高血压、高脂血症、糖尿病、胰岛素抵抗等有密切关系。

(一)高尿酸血症和痛风的高危人群

1. 肥胖者高于体瘦者。

2. 营养过剩者高于营养一般者。

3. 年龄高者高于年轻者。

4. 男性高于女性。

5. 贪食肉类者高于素食者。

6. 酗酒者高于非饮酒者。

（二）痛风临床分期及脸谱

见图 49。

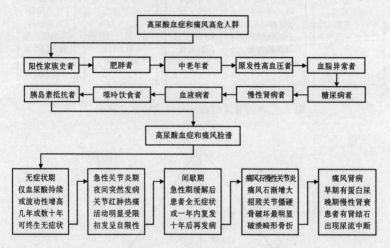

图 49　高尿酸血症和痛风表现脸谱及高危人群

注：男性血尿酸值超过 0.416 毫摩/升（＞420 微摩/升）女性超过 0.357 毫摩/升（＞350 微摩/升）称为高尿酸血症

（三）高危药物

导致高尿酸和痛风的高危药物见图 50。

（四）痛风好发部位

痛风者的半数病例首发关节是第一跖趾关节，即𧿹趾和足背间的关节，又称足痛风。四肢关节也受累，但多见于下肢关节，越是肢体远端关节受累越明显且越典型。

国内 879 例痛风病例关节受累分布，见图 51。

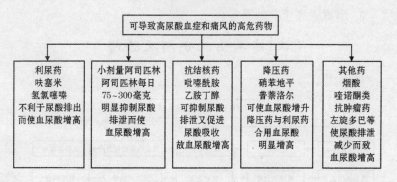

图 50　导致高尿酸血症和痛风的高危药物

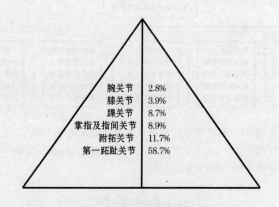

图 51　痛风受累关节患病率

（五）高尿酸血症和痛风
与代谢紊乱综合征的关系

　　代谢紊乱致使肥胖、高血压、冠心病、脑血管及糖尿病等又与高尿酸血症相互推波助澜、互相影响，形成一个恶性循环，见图52。

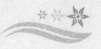

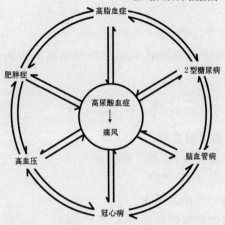

图52 痛风与代谢紊乱综合征的互相关系

（六）高尿酸血症和痛风的早期发现

早期发现高尿酸血症和痛风最简单而有效的方法是对高危人群定期进行血尿酸检测，高危人群如下。

1. 60岁以上无论男女，是否肥胖。

2. 40岁以上肥胖男性和绝经女性。

3. 高血压、高脂血症、高凝血症、动脉硬化、冠心病、脑血管疾病、糖尿病患者。

4. 原因不明的关节炎，尤其是40岁以上的男性，尤其以单发关节炎发作者。

5. 肾结石者，尤其多发肾结石或双侧肾结石者。

6. 有家族痛风史者，尤其家族中40岁以上的男性成员。

7. 长期嗜红肉并有饮酒习惯者。

8. 有关节炎病史者。

9. 反复发作的关节红、肿、热、痛者,尤其有足趾关节及手指关节疼痛者。

10. 长期不爱运动,尤其久坐者。

定期进行血尿酸检测对早期发现及早期防止痛风具有十分重要的意义。

(七)治疗原则

1. 无症状高尿酸血症

(1)限制嘌呤、蛋白质和乙醇的摄入。

(2)控制体重,防止肥胖。

(3)限制热能和糖的摄入。

(4)增加不饱和脂肪酸的摄入。

(5)有明显高尿酸血症和痛风家族史者,即使无症状也应服用降低尿酸药物,如苯溴马隆、别嘌醇等。

2. 有症状高尿酸血症

(1)一般治疗:控制总热能,限制饮酒和高嘌呤食物,如动物心、肝、肾、脑、部分鱼类、牡蛎、牛羊肉等。每天饮水2000毫升以上以增加尿酸排泄,慎用或禁用使尿酸升高的药物。

(2)急性关节炎期

①秋水仙碱。成人每次0.5毫克,每小时1次,或每次1毫克,每2小时1次,直至关节疼痛缓解或出现恶心、呕吐、腹泻等反应时停药。

②非甾体抗炎药。吲哚美辛,开始剂量为50毫克,每6小时1次,症状减轻后逐渐减为25毫克,每日2~3次。或布洛芬,0.2~0.4克,每日2~3次,通常2~3天症状得到控制。

(3)慢性期

①抑制尿酸合成药物,如别嘌醇。

②促进尿酸排泄的药物,如丙磺舒、磺吡酮、苯溴马隆。

（4）其他治疗：合并有肥胖、高血压、糖尿病、冠心病、尿路感染等，要进行相应治疗。

（八）防治策略

1. 痛风饮食"十不"

（1）不要喝啤酒：因为过量喝酒会使血中乳酸增高又阻碍尿酸的排泄。而啤酒是含嘌呤最高的酒类，啤酒中的酒精也会导致血尿酸升高。每日啤酒两杯以上，痛风发作的危险性就会大大增高。

（2）不吃火锅：因为火锅锅底的汤料中含有大量嘌呤物质，而且火锅食品中有海鲜、肉类、动物内脏、蘑菇等含大量嘌呤，极易使血尿酸升高，诱发痛风发作。

（3）不喝纯净水：我国生活饮用水 pH 为 6.5～8.5，而市场上销售的纯净水 pH 都在 6.0 左右，属于弱酸性水，而喝纯净水者尿液为酸性尿，不利于尿酸排泄，使血尿酸升高，诱发痛风发作。

（4）不多吃拉面：因为拉面料中含有大量嘌呤物质，导致血尿酸升高，可能诱发痛风发作，血压升高及胃部不适，同时又可使血脂升高，好胆固醇减少，坏胆固醇升高，加快动脉硬化的发展。

（5）不滥服药物，以免影响尿酸排泄。

（6）不要过多摄入蛋白质，因为蛋白质食物中大多含嘌呤成分。

（7）不要摄入过多脂肪，因为脂肪抑制尿酸排泄，不吃油炸食品。

（8）不暴饮暴食或饥饿过度。

（9）不要肥胖，也不要减肥过快，以免组织快速分解产生大量嘌呤。

（10）不吃含嘌呤高食物，如动物内脏、贝壳类、红肉、家禽类、冬菇、菠菜等。

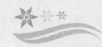
2. 调整饮食,防止肥胖能预防高尿酸血症　有资料显示,60％～80％的痛风及高尿酸血症者体重超重或肥胖,70％以上痛风及高尿酸血症者伴有高脂血症;有20％以上的患者体重基本正常,仅有5％～10％患者体重略低于正常标准。尿酸水平与体重、体重指数及三酰甘油呈正相关。因此,可以认为,肥胖及体重超标是导致高尿酸血症、痛风及高脂血症的基础。

因此,预防高尿酸血症及痛风,必须调整饮食,除限制高脂肪膳食外,蛋白质膳食每日控制在60克,碳水化合物应占总热能的50％～60％,少食糖果,以防止肥胖而致高尿酸血症。

3. 防止尿酸盐形成结晶的因素

(1)高尿酸血症者,必须戒酒,因为喝酒会使血尿酸增高且又易形成结晶。

(2)要注意保暖,勿受凉,寒冬季节及风雪天要减少外出,可以防止尿酸盐形成结晶。

(3)坚持劳逸结合,防止过劳和精神紧张恐惧等压力,以免使尿酸沉积。

(4)鞋袜要舒适,不可过紧,以免尿酸沉积。

(5)注意保护中小关节,避免外伤,减少关节活动力度,以免受伤。

(6)不做理疗:低温刺激不利于关节炎症的吸收与消散,且易使尿酸盐沉积,加重病情;热敷可加重局部病变充血、水肿,不仅不能止痛,且还使疼痛加重。

4. 多吃消除尿酸食物能预防痛风

(1)樱桃:促进血液循环,有助尿酸排泄、消肿止痛。每天可吃20颗樱桃。

(2)蔬菜:大部分蔬菜均属于低嘌呤食物可放心吃,以降低血尿酸水平。

(3)海带:富含大量蛋白质和矿物质,可降低尿酸。

（4）酸奶：因为酸奶中含的有益菌，可调节人体菌群平衡，改善物质新陈代谢，有利于降低血尿酸。

（5）高钾食物：香蕉、西蓝花、西芹等富含钾离子，有利于预防尿酸沉积，增加尿酸排泄。

（6）碱性食物：西瓜、冬瓜均属于碱性食物，而且还有利尿作用，有利于尿酸排泄。

（7）多喝离子水：碱性离子水 pH 在 7.5～8.5，乳化力和渗透力均强于其他水，且运行快，可加速在体内代谢，有利于中和血尿酸。高尿酸血症患者每日饮用量保持在 3 000 毫升左右，可排大量尿酸。

5. 严禁服用抑制尿酸排泄药物

抑制尿酸排泄药物有：噻嗪类利尿药中的氢氯噻嗪、吲达帕胺、氯噻酮、美托拉宗、喹乙宗等，还有氨苯蝶啶、烟酸、乙胺丁醇、吡嗪酰胺、左旋多巴等。服用上述药物者，血尿酸不能排泄，导致血尿酸增高而易诱发痛风发作。

6. 平时多吃低嘌呤食物能预防痛风

（1）主食类：米、麦、面类制品，淀粉、高粱、通心粉、马铃薯、甘薯、山芋等。

（2）荤食类：牛奶、奶酪、蛋类、猪血、鸡鸭血等。

（3）蔬菜类：大部分蔬菜均属于低嘌呤食物。

（4）水果类：水果类均属于低嘌呤食物。

（5）饮料类：苏打水、可乐、汽水、矿泉水、茶水、果汁、咖啡、麦乳精、巧克力、可可、果冻、冰淇淋等。

（6）其他类：酱类、蜂蜜、瓜子、植物油、黄油、奶油、杏仁、核桃、榛子、薏苡仁、干果、糖、海蜇、海藻、调味品等。以上食物均属于无嘌呤或低嘌呤食物，多食可减低血尿酸水平，预防痛风发作。

（九）预防高尿酸血症和痛风三字经

高蛋白,高糖食,高脂肪,要限制。

牛羊肉,多脏器,嘌呤高,要远离。

蔬菜类,嘌呤低,酸牛奶,尿酸排。

碱食物,可多吃,能利尿,尿酸去。

米面粉,低嘌呤,植物油,零嘌呤。

寒冬季,要保暖,尿酸盐,不沉积。

劳与逸,应结合,不过劳,尿酸消。

要戒烟,更戒酒,血尿酸,不结晶。

六、骨质疏松高危人群防治策略与保健

骨质疏松是一种全身性代谢性的骨疾病,患者骨强度降低的同时骨折危险性增加。骨质疏松及其造成的骨折等并发症对当今中老年人的健康造成了严重的威胁,并引起了全世界的广泛关注。目前,我国 60 岁以上老龄人口约 1.73 亿,骨质疏松症总患病率接近 22.6%,其中男性患病率为 15%,女性为 28.26%,且以绝经后中老年女性居多。骨质疏松症容易导致脆性骨折,常见为脊柱、髋部和桡骨远端骨折,为老年人死亡的常见原因之一。

人类不论男女,在其正常退化和老化过程中,一般从 35 岁开始,骨组织中的骨质量逐渐减少。一旦出现减少的速度增快,导致全身骨量减少,骨的脆性增加,并出现骨痛等症状,易发生骨折时,即为骨质疏松。

骨质疏松按病因可分为原发性和继发性两类。继发性骨质疏松的病因明确,常由内分泌代谢疾病(如性腺功能减退症、甲亢、甲旁亢、库欣综合征、1 型糖尿病等)或全身性疾病引起。1 型原发性骨质疏松即绝经后骨质疏松症,发生于绝经后女性。2 型原发性骨质疏松即老年性骨质疏松,见于老年人。

（一）骨质疏松的高危人群及脸谱

见图 53。

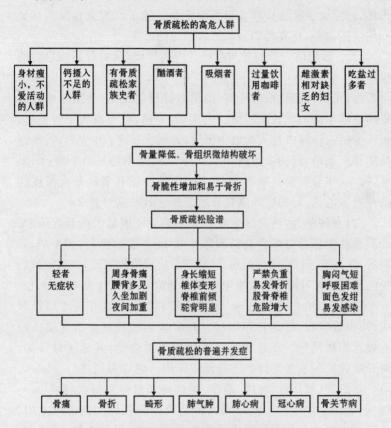

图 53 骨质疏松高危人群及脸谱

（二）骨质疏松的防治策略与保健

骨质疏松症给患者生活带来极大的痛苦和不便，一旦出现骨质疏松再纠正就极为困难，治疗收效慢，一旦骨折又可危及生命，因此，防治骨质疏松症就显得尤为重要。除了要注意日常的饮食和加强运动外，更要特别强调三级预防的落实。

1. 一级预防 控制骨质疏松的发病原因，减少骨质疏松症的发生。

（1）正确认识骨质疏松症，提早做好预防工作：骨质疏松症的发病率随年龄的增长而增加。人在 35 岁前，骨形成大于骨丢失，摄入的钙很快吸收进入骨骼中沉淀，骨钙含量高；40 岁后，胃肠道功能逐渐减退，钙的吸收减少而流失增加，体内钙呈负平衡；45 岁后，每 10 年骨骼脱钙率为 3％。因此，35 岁前让骨骼最大限度的储存更多的钙，对预防和减轻骨质疏松症具有重要意义。

（2）合理膳食：钙和维生素 D 是影响骨密度最大的营养因素。骨质疏松症患者应多食高钙和维生素 D 丰富的食物，如牛奶、豆制品、骨头汤、蛋黄、含油的鱼、肝脏等。应戒除烟酒嗜好，因酒精引起的器官损害可抑制钙与维生素 D 的摄取，抑制维生素 D 的活化。

（3）适当增加体力活动，多晒太阳：体力活动可以增加骨形成，减少骨吸收，促进骨量增加。日常体力活动对防治骨质疏松有效且简便易行。负重锻炼可以使骨骼更强健，并延缓骨丢失，对骨质疏松的发生起到一定的预防作用。建议每周进行 3～5 次的负重锻炼（如步行、慢跑、跑步、爬楼梯和跳绳），每次持续 30～60 分钟。适量的维生素 D 可以帮助机体吸收钙。经常晒太阳，通过阳光中的紫外线照射使皮肤产生维生素 D，促进钙、磷吸收，利于骨钙沉积，可以有效预防骨质疏松。

2. 二级预防 即在疾病的临床前期"早发现、早诊断、早治疗"。

（1）提高自我诊断的能力，尽早预防：腰背痛是骨质疏松症患者最常见的症状。骨质疏松症的病程较长，一开始腰背痛的症状轻微且持续时间短。多在活动时出现，但棘突压痛不明显；加重后，腰背痛可转化为持续性痛，并在久坐久立或双手向上举物等日常活动时诱发和加剧。骨质疏松症严重者可因神经根或脊髓受压迫而出现四肢的放射痛或麻木，但这种情况较少见。中老年人应针对早期症状及时做好二级预防工作。

（2）骨质疏松症的高危人群应早期预防：研究发现，性激素水平下降是骨质疏松的重要因素。雌激素对成骨细胞有特殊的刺激作用，促使骨质合成及钙盐沉积。女性在绝经后卵巢功能减退，雌激素浓度下降，骨量丢失加快，骨基质形成不足，影响钙盐沉积。应每年进行1次骨密度检查，及早采取防治对策。

（3）易引起骨质疏松的相关疾病的早期处理：积极治疗能引起骨质疏松的疾病，如甲状旁腺功能亢进症、糖尿病、血液病、肝炎、类风湿关节炎、脂肪泻、慢性肾炎等。

3. 三级预防　主要是对退行性骨质疏松症患者积极进行抑制骨吸收和促进骨形成的药物治疗，加强防摔、防碰、防绊、防颠等措施，并对中老年骨折患者进行积极治疗和促进康复。

（1）作用骨矿化的药物

①钙。正常成人每天需钙量为 1～1.5 克，钙是骨骼的重要成分，主要来源于食物。首先要注意饮食的多样化。生活水平的提高往往使饮食品种单一化和过于精细，应该经常调剂自己的饮食品种，摄入一些含钙量较多的食物，如虾、鱼、贝壳类水产品、牛肉或带骨骼的肉制品等。其次应坚持喝牛奶，牛奶含丰富的钙，且容易吸收。每天喝 250～500 毫升牛奶就基本满足钙的需要。老年人肠道吸收钙能力较差，饮食摄入量常不足。因此老年人饮食外补充钙是预防和治疗骨丢失的方法。碳酸钙含钙量高，每餐服用钙片最佳，通常含钙量 200 毫克的片剂已够用。每日钙摄入

标准为绝经前妇女 1 000 毫克/日;绝经后妇女 1 000～1 500 毫克/日;中年男子 1 000 毫克/日;中老年男子 1 000～1 500 毫克/日。

②维生素 D。维生素 D 在防治骨质疏松中必不可少。缺少维生素 D,人体便不能吸收和利用钙,常人每日约需 400 国际单位的维生素 D(相当于 100 毫升牛奶、一片多维丸或每周 30～60 分钟的日光浴),过量的维生素 D 对人体有害。老年人每天口服维生素 D 600 国际单位对增加肠道吸收钙有一定作用,可增加肠对钙的吸收。

(2)抑制骨吸收药物

①双膦酸盐类。该类药物降低破骨抑制细胞的代谢活性,作用于成骨细胞,抑制成骨细胞对破骨细胞的刺激作用,反映在骨小梁的骨量稳定甚至增加。常用药物有阿仑膦酸钠(福善美)10 毫克,每日 1 片口服或 70 毫克药物,每周 1 片。唑来膦酸是第三代含氮双膦酸盐类药物,每年仅用 1 次,即唑来膦酸 4 毫克加入 5%葡萄糖溶液 100 毫升或 0.9%氯化钠 100 毫升静脉滴注,滴注时间大于 15 分钟,每年 1 次。

②雌激素替代疗法。激素对减慢绝经期前后的妇女的骨丢失速率特别合适,尼尔雌醇、结合雌激素片、替勃龙等。一般绝经期开始用药,长期坚持至绝经后 10 年以上。长期服用雌激素可能发生子宫内膜增生或子宫出血,但发生率很低;乳腺癌、子宫内膜癌患者不宜使用;雌激素与孕激素合用可减少并发症。常用的用法为:尼尔雌醇 2～5 毫克/月＋每 3 个月甲羟孕酮 6～8 毫克/日,连服 7～10 天。

近年来,骨质疏松已经成为一个引起世界关注的公众健康的重要问题,我们相信随着人们对它的广泛重视,在不远的将来,人类将更全面和有效地解决骨质疏松这一长期危害人类健康的问题。

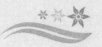

（三）骨质疏松预防的三字经

蛋白质，维生素，骨原料，要充足。

乳制品，天天喝，豆鱼蛋，含钙多。

主食品，细加粗，副食品，有荤素。

控体重，八分饱，会工作，不过劳。

老年人，补 VC，加 VD，钙必需。

常运动，户外行，太阳浴，骨生成。

无咖啡，低钠盐，莫饮酒，忌吸烟。

禁高糖，慎用药，保平衡，防跌倒。

下蹲时，不弯腰，背挺直，勿攀高。

第七章　泌尿系统疾病

一、尿路结石高危人群防治策略与保健

尿路结石是中老年人常见的疾病之一，男性多于女性，男女之比约为3∶1，中老年人下尿路结石较上尿路结石多见。

尿路结石是指在肾脏（通常在肾盂）中发生结石。在泌尿系统中，形成结石的地方主要是在肾脏和膀胱，结石随尿流入输尿管，即输尿管结石，结石进入膀胱，即膀胱结石，进入尿道即尿道结石。

（一）尿路结石高危人群及危害

见图54。

（二）尿路结石脸谱

见图55。

（三）治疗原则

1. 肾结石治疗　老年人肾结石要严格掌握手术治疗的适应证。手术指征是反复发作血尿、疼痛、感染而又经保守治疗经久不愈者。尽量选择肾盂切口取石或肾切除术。避免肾实质切开取石，减少损伤。体外冲击波碎石的指征则是肾功能正常而肾内结石<2.5厘米，或采用腔内技术联合体外冲击波碎石。

非手术治疗的方法包括：①大量饮水，增加尿量，随尿排出结

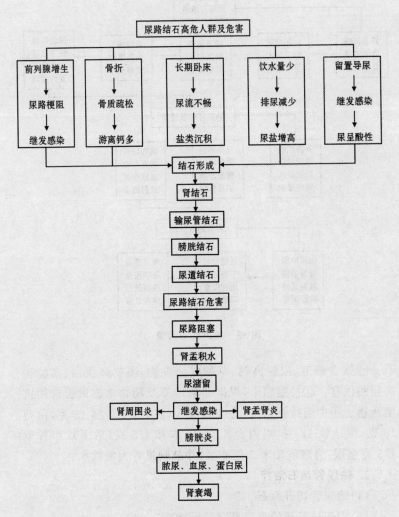

图 54 尿路结石高危人群及危害

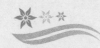
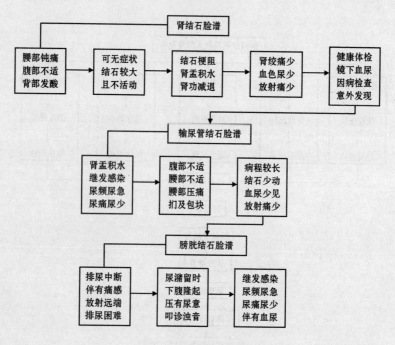

图 55　尿路结石脸谱

石。②饮食调节,限制高钙、草酸成分食物,限制高蛋白、高糖和高脂肪饮食。③控制感染,根据细菌培养及药物敏感试验选用抗菌药物。④中药排石,方药为金钱草 30 克,海金沙藤 18 克,白芍 10 克,生地黄 12 克,鸡内金 6 克,广木香 4.5 克(后下),小甘草 4.5 克煎服,另取琥珀末 3 克冲服,并鼓励患者大量饮水。

2. 输尿管结石治疗

(1)输尿管切开取石。

(2)中药排石汤治疗。见肾结石治疗。

3. 膀胱结石治疗

(1)经尿道用取石钳取出。

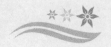

(2)在膀胱镜直视下碎石。

(3)以耻骨上膀胱切开取石。

(四)防治策略与保健

1. 大量饮水 增加尿量，降低尿中形成结石物质浓度，减少晶体形成，是预防结石形成和长大的最有效方法，也有利于结石的排出，保持每天尿量在2 000毫升以上，适用于各形结石。睡前及半夜饮水，保持夜间尿液呈稀释状态，有利于减少晶体形成。

2. 调节饮食结构 适当限制含钙、草酸盐成分高的食物摄入，如牛奶、奶制品、精白面粉、巧克力、坚果等含钙量高。而浓茶、番茄、芦笋等含草酸量高。尿酸结石高危人群不宜服用高嘌呤食物，如动物内脏。可以多食含纤维素丰富的食物。

3. 控制感染 有泌尿系感染者，应积极治疗，选择有效抗菌药物，力争彻底治疗，可以预防结石的发生。

4. 调节尿 pH 对于酸性尿者，可口服枸橼酸钾、碳酸氢钠等，以碱化尿液，对尿酸和胱氨酸结石高危人群有很好的预防作用。

5. 重视高危人群 尿路结石的高危人群，要经常检测尿pH，作预防用时尿 pH 要保持在 6.5，做治疗时应保持在 $7\sim7.5$。口服氯化铵使尿酸化，有利于防止感染性结石生长。

6. 防止复发 尿路结石治疗后，应定期进行 X 线及 B 型超声检查，观察有无复发。解除同时存在的尿路阻塞、感染、异物等因素，也可以预防复发。

7. 特殊性预防方法

(1)草酸盐结石患者可口服维生素 B_6 或氧化镁，以减少尿中草酸含量或增加尿中草酸溶解度。

(2)别嘌醇对含钙结石有抑制作用。

(3)伴甲状旁腺功能亢进者，必须摘出腺瘤或增生组织。

8. 补充微量元素　补充维生素 A,可以预防尿路结石的形成。

9. 注重日常护理　有活动能力的中老年人要身体力行地参与体育活动,防止久坐不动。长期卧床的老人,应多翻身,勤按摩,尽量采取早日下床活动或适当做些被动活动。

(五)预防尿路结石三字经

多饮水,尿量增,结石物,难沉淀。

多喝水,尿量大,晶体物,难形成。

多喝水,尿两千,小结石,能排出。

睡前喝,半夜补,尿稀释,无结晶。

高钙品,草酸盐,限入量,结石降。

泌尿系,有感染,积极治,结石免。

卧床者,多翻身,勤按摩,早下床。

酸性尿,要调整,磷酸病,能碱化。

甲旁亢,要治疗,摘腺瘤,保一生。

二、前列腺增生高危人群防治策略与保健

前列腺增生是老年男性的常见病,所谓增生是指由于组织细胞数量增多而造成的组织、器官的体积增大。过去也曾称为良性前列腺肥大。近年经病理学发现为细胞增生,而非细胞肥大,故正确命名应为良性前列腺增生。

据统计,在 50 岁以上的男性中,50%～75%的人有良性前列腺增生,90 岁以上男性中有 90%以上患有良性前列腺增生。

(一)前列腺增生高危因素及高危人群

前列腺增生发生的影响因素较多,基本上属于老年性疾病。

1. 人越长寿越显突出,发病率随年龄的增长而增高,50 岁以上男性 50％以上患有前列腺增生,70 岁以上发病率增至 75％,80 岁以上发病率上升至 95％,若经病理组织学检查,发病率几乎高达 100％,但临床上并非都有症状。

2. 性激素平衡失调,老年人体内的性激素平衡失调是引起前列腺增生的重要原因。

3. 性生活过度,导致前列腺长期充血、肿大。

4. 饮食因素,长期嗜食辛辣、高盐、高脂肪、高蛋白等刺激导致组织增生。

5. 长期饮酒或酗酒可致前列腺充血、胀大。

6. 长期吸烟者。

7. 疾病因素,如患有高血压、糖尿病、盆腔肿瘤、动脉硬化等。

(二)前列腺增生高危人群及脸谱

见图 56。

(三)临床表现

1. 尿路刺激症状 尿频、尿急、尿痛、夜尿增多(每夜排尿大于 3 次,夜尿量高于 750 毫升)。

2. 尿路梗阻症状 排尿等待、尿线变细、尿不尽感或排尿困难。如果上述症状逐渐加重,出现急性尿潴留(突然尿不出来)、尿路感染、尿路结石等并发症,可能导致尿毒症,严重威胁生命。因此,要早期预防前列腺增生。

(四)治疗原则

1. 一般治疗

(1)加强体育活动:中年以后要积极参加体育锻炼,增强体质,增强控病能力。生活规律化,避免受凉、过劳、憋尿等。

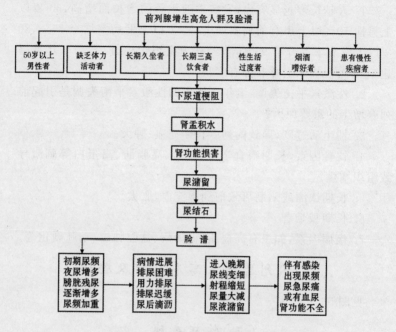

图56　前列腺增生高危人群及脸谱

（2）改变生活方式：调整饮水时间，外出和入睡前限制饮水量，以减少夜尿次数，减少咖啡和酒类等饮料的摄入量。

（3）排尿训练：出现尿急时，要做提肛动作以收缩尿道括约肌可延长排尿时间。

2. 抗感染治疗　有尿路感染时，出现尿急、尿痛、尿频，可考虑应用抗菌药物治疗，如诺氟沙星。

3. 药物治疗

（1）非那雄胺：5毫克，每日1次，口服。

（2）阿夫唑嗪：10毫克，每日1次，口服。

（3）盐酸坦索罗辛：0.2毫克，每日1次，口服。可与阿夫唑嗪

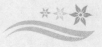

交替服用。

4. 手术治疗 经保守治疗无效者,可考虑手术治疗。

(五)防治策略与保健

1. 坚持体育活动 坚持体育活动,应以中年开始,因为 50 岁以上前列腺增生已经出现。体育活动可以增强机体新陈代谢,促进全身血液循环,改善前列腺充血,减轻前列腺瘀血。体育活动可以促进睾丸功能,延缓睾丸生理功能衰退,增强机体抗病能力,预防与前列腺增生相关的尿道炎、膀胱炎及前列腺炎,从而预防前列腺增生。体育活动包括:健步走、慢跑、做广播操、游泳、打太极拳等。

2. 坚持平衡膳食 中老年人应多吃清淡且易消化的食物,多吃蔬菜和水果,防止大便干燥,因为大便干燥,加重排尿困难,更使前列腺充血、肿大、腺体增大。

限制脂肪的摄入,高脂肪饮食会加速加重动脉硬化,导致前列腺缺血缺氧而使组织增生;限制高糖的摄入,高糖饮食可导致血胆固醇增高,促进动脉硬化,不利于前列腺血液循环。

多食用富含维生素的食物,如海藻类、块茎类、蕨类、水果连皮吃,粗粮等。因为膳食纤维不仅能预防大肠癌,还能消除便秘,减轻前列腺充血、水肿和压力,有助于预防前列腺增生。

3. 保持大便通畅 因为前列腺的后叶紧贴着直肠,如长期大便干燥,粪块便在直肠内向前挤压前列腺,会导致前列腺血液循环受阻,充血,而便秘又会产生毒素进入血液,损伤机体免疫功能,引起前列腺炎又导致前列腺增生。所以,保持大便通畅,可以解放"前列腺压迫",能预防前列腺增生。

4. 严禁久坐 长时间久坐,腹压增高也压迫前列腺,坐姿时,前列腺处于水平位上,它的尿道前列腺部和开口于它的前列腺腺管,又处于同一个水平面上,一旦尿道内有致病菌,极易使尿液逆

行入前列腺腺管内导致前列腺炎,从而继发前列腺增生。因此,中老年人要严禁久坐不动,以免导致前列腺增生。

5. 戒酒　酒精会导致全身毛细血管充血,前列腺体虽小又隐蔽,但也会因此充血、水肿,前列腺周围的组织、纤维和肌肉由于充血水肿不仅压迫前列腺,也会导致感染前列腺而增生。

6. 多喝水不憋尿　通常一个成年人每天喝水至少2 000毫升,而体内缺水,全身血液循环减慢,血量也减少,全身各器官、系统、组织血液量也减少,导致新陈代谢变慢或障碍。喝水少,尿就少,尿中的毒素、毒物便会沉积,又易回流到前列腺管引起前列腺炎而继发增生。所以,预防前列腺增生要多喝水,每天早晨起床先喝500毫升白开水,能预防前列腺增生。

中老年人,尤其行动方便的中老年人千万不要憋尿,因为憋尿将阻碍前列腺血液循环,加重前列腺充血、水肿、排尿困难,导致前列腺增生。

7. 不做冷椅子,不长时间骑自行车　前列腺受凉刺激后,支配它的交感神经兴奋,引起前列腺充血而诱发前列腺增生,所以外出时最好随身带一个隔凉的厚垫子,坐下前垫在座位上。

骑自行车时间过长,座位可直接压迫会阴前列腺部,容易造成会阴部麻木或疼痛,排尿困难,腰部酸软等症状。一般骑自行车不要超过30分钟。如长途骑自行车中途适当下车步行10分钟后再骑,也可适当调整车座角度,使车座前部不要太高,或加上海绵垫,使车座变得柔软舒适,均能减少前列腺充血、水肿,有助于预防前列腺增生。

8. 少食辛辣食物　少食辛辣食物可以减少对前列腺的刺激,减少前列腺充血水肿,同时防止大便干燥而压迫前列腺增生。

9. 保持会阴部清洁　男性的阴囊伸缩性很大,汗腺较多,分泌汗液又较多,加之会阴部通风较差,容易污垢积存,导致细菌繁殖增多,又易导致前列腺炎和前列腺增生。所以,老年男性每天

都要清洗会阴部,这是预防前列腺增生的重要环节。

要经常按摩保健会阴部,并于上床后练习提肛动作,有助于前列腺血液循环,防止前列腺血液循环受阻而引起前列腺增生。

10. 保持平衡心态 喜、怒、忧、思、悲、恐、惊这七情的调节失控均可通过大脑神经系统,影响全身各个器官的功能,免疫功能下降,内分泌功能失调,都会影响血压,直接影响前列腺的血液循环,导致前列腺增生。因此,老年男性要保持良好的心态,过平静而有规律的生活,能预防前列腺增生。

(六)预防前列腺增生三字经

动为上,体质强,前列腺,保健康。

均衡食,要清淡,多蔬果,便秘防。

少脂肪,防受凉,前列腺,有保障。

戒烟酒,多喝水,不憋尿,尿通畅。

性生活,不过火,前列腺,无充血。

忌辛辣,大便通,前列腺,不增生。

不久坐,少骑车,前列腺,少受挫。

会阴部,保清洁,防感染,前列安。

心态平,免疫旺,抵抗力,会增强。

三、慢性肾衰竭高危人群
防治策略与保健

(一)慢性肾衰竭高危人群及脸谱

见图57。

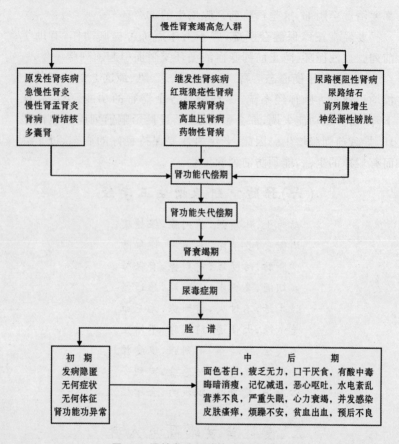

图 57　慢性肾衰竭高危人群及脸谱

（二）治疗原则

1. 病因治疗　针对引起慢性肾衰竭的病因和诱因进行相关治疗。

（1）预防和控制感染,选择有效抗生素治疗,但应避免应用具有肾毒性的抗生素。

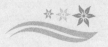

(2)补充足够的水、电解质。

(3)立即解除尿路梗阻。

2. 饮食治疗

(1)低蛋白饮食:每天每千克体重 0.5 克。其中 60% 应为优质蛋白,如乳类、蛋类、瘦肉、鱼类、鸡等,其他 40% 可来自植物蛋白,如豆制品。

(2)增加蛋白合成:可隔日或每周 2 次肌内注射蛋白质同化激素,如苯丙酸诺龙、丙酸睾酮等。

(3)促进非蛋白氮排泄:适当应用利尿药。

(4)高糖饮食:保证高糖食物的摄入,以补充人体所需热能。

(5)低盐:每日食盐控制在 2～3 克。

(6)高维生素:应给予维生素 A、维生素 B_1、维生素 B_2、维生素 C 及叶酸等。

3. 纠正水、电解质和酸碱平衡失调

(1)水平衡:饮水量一般不予限制。

(2)电解质平衡:治疗原则是缺什么补什么。

4. 对症治疗

(1)消化系统症状的治疗。

(2)循环系统症状的治疗。

(3)血液系统症状的治疗。

5. 透析治疗 对保守治疗无效者应给予透析治疗。

6. 肾移植 可以维持存活时间。

(三)慢性肾衰竭防治策略与保健

1. 全民行动提高自我呵护肾脏意识 坚持十要十不要措施。

(1)要清淡饮食,不要口味太重:每日用食盐在 6 克范围内,而且将食盐分别放入各道菜中,可减轻肾脏负担。

(2)要平衡膳食,不要暴饮暴食:若大量进食动、植物蛋白质,必然产生大量的尿酸和尿素氮等代谢产物,必将增加肾脏负担。

(3)要适当多饮水,不要憋尿:既可防止泌尿系统细菌感染,又可预防泌尿系统结石形成,避免肾损害。

(4)要坚持每天体力活动和体育锻炼,不要肥胖,既能控制体重,又能增加体力和抗病能力,防止感冒,少用药,可减轻肾脏负担。

(5)要彻底治愈急性扁桃体炎,不要留后患:咽喉部疼痛时,要立即看医生,在医生指导下应用有效抗生素彻底治愈,可防止感染后诱发肾脏疾病。

(6)要戒烟,不要酗酒:无论何时戒烟都不迟,戒烟总比吸烟好。要限酒,最好不饮酒,无论何种酒都是酒精(乙醇),人体不需要酒精,酒精会损害身体。长期吸烟又饮酒,伤肾不浅。

(7)要严禁滥用药物,不要把止痛片当成"灵丹":很多种药物、化妆品、染发剂、化学毒物等,均可导致肾脏损害,并有致肾癌作用。

(8)要科学保健,不要滥补:药补不如食补,食补多用蔬果补,很多中草药中有病虫、农药和有害成分,长期大量服用中草药补品,均可能缓慢地引起肾损害。

(9)妇女怀孕前要检查有无肾脏病(有时自己不知道),不要盲目怀孕:因为有隐形肾病者怀孕可能迅速恶化而引起肾功能不全或慢性肾衰竭。

(10)要定期体检,不要忘记肾功能检查:每年至少做1~2次尿常规和肾功能检查、肾B超检查,可以对肾脏疾病早期发现、早期治疗。

2. 有效控制慢性肾炎高血压能预防慢性肾衰竭 慢性肾小球肾炎简称慢性肾炎,是以蛋白质、血尿、高血压、水肿为临床表现的疾病。尽管其发病方式不同,但其病情迁延、病变发展快慢不一,最终都将发展为慢性肾衰竭。慢性肾炎患者的高血压是肾小球硬化的"加速器",是导致肾功能恶化的重要因素。所以,积极、有效地控制慢性肾炎患者的高血压,就可以预防或减缓肾小球硬化,防止肾功能继续恶化,才能预防慢性肾衰竭的发生。

(1)力争把血压控制在理想水平,尿蛋白≥1克/日,血压控制在125/75毫米汞柱以下;尿蛋白<1克/日,血压的控制可放宽到130/80毫米汞柱上下。

(2)应选择既有保护肾脏功能,又能延续肾功能恶化的降压药。

①第一线药物。贝那普利,每次10毫克,每日1～2次,口服;缬沙坦,每次80毫克,每日1～2次,口服。这两种药既有延缓肾衰竭的进展,又能减少尿蛋白的发生。但是,当肾衰竭发展到中晚期的时候可能会加重肾脏损害,应在医生指导下应用。

②第二线药物。苯磺酸氨氯地平,每次5～10毫克,每日1次,口服;非洛地平,每次5～10毫克,每日1～2次,口服。这两种药物都有明显降低全身血压的作用,改善受损的肾小球血流量,从而达到减轻肾脏损伤又能保护肾功能的作用。这两种药物都可以与第一线药物联合应用。

(3)有高血压伴有明显水肿者,可应用利尿药物,常与上述降压药物联用,常用的利尿药如下。

①氢氯噻嗪。每次25～50毫克,隔日或每周1～2次,口服。

②螺内酯(安体舒通)。开始每日40～120毫克,分3～4次口服。如无效可加其他利尿药。

③氨苯蝶啶。开始每日25～100毫克,分2次口服,最大剂量不超过每日300毫克。

④吲达帕胺。每次2.5毫克,1日1次,口服。

慢性肾炎高血压者,高血压是祸首,高血压不控制,不仅会招之肾损害,还会导致全身病变。只有有效控制高血压,慢性肾衰竭才会延缓发生或不发生。然而,有的慢性肾炎患者错误地认为

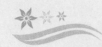

血压一降到正常就万事大吉了,便会自行停止应用降压药,当血压再升高时再用降压药,如此这般治疗断断续续,导致血压不稳定,血压的波动又造成肾脏血流量的改变,将会加重肾脏损害。因此,慢性肾炎患者要密切配合医生治疗,坚持终身用药,使血压维持在稳定状态。

3. 有效控制血糖能预防慢性肾衰竭　虽然不是每个糖尿病患者都会发生糖尿病肾病,但糖尿病肾病的发生率在 1 型糖尿病中为 33%～44%,2 型糖尿病中为 15%～60%。糖尿病肾病的发生有家族聚集现象,与遗传有关。一旦发生了糖尿病肾病肾脏功能将呈进行性又不可逆转地下降,预后不良,约有 25%患者在 6 年内,50%患者在 10 年内,75%患者在 15 年内发展为慢性肾衰竭,平均生存期 6～10 年。

不过,糖尿病肾病早期肾脏改变是可逆转的,如能严格地将血糖控制在正常范围,有可能使肾病恢复正常。

可喜的是,随着透析与肾移植技术的发展,糖尿病肾病的慢性肾衰竭患者近期存活率已大大提高,2 年生存率已达 78%左右。不过,有病不如无病,治病不如防病,早期筛查发现仍是防治糖尿病肾病慢性肾衰竭的最好方法。

4. 有效降低血黏度能预防慢性肾衰竭

(1)什么是血黏度:血黏度也叫血流变,主要包括高切黏度、低切黏度、血浆黏度、血细胞变形性、红细胞聚集性及纤维蛋白原。

①高切黏度。主要与红细胞的变形能力有关,红细胞变形能力越差,高切黏度越高,红细胞变形能力好,高切黏度也就低。

②低切黏度。主要与红细胞聚集性有关,当血液中的纤维蛋白原增多时,会使原本处于分散状态的红细胞联结成串,导致红细胞聚集,而红细胞聚集越多,低切黏度越高。

③血浆黏度。主要与血液中的水分含量有关,人体在脱水的

时候,血液浓度增高,血浆黏度就会明显增高,当血液被稀释,血液浓度下降时,血液黏度也会明显下降。

(2)血黏度增高对肾脏的影响:血黏度增高时,血流缓慢,血液容易形成血栓,导致微循环障碍,大循环不畅,造成肾脏微循环障碍而容易形成血栓,结果导致肾脏缺血、缺氧、肾组织萎缩,从而造成肾损害或加重糖尿病肾病,加速肾衰竭,最后进展为慢性肾衰竭。

(3)降低血黏度的方法:血黏度增高的主要原因包括:①血糖升高;②血脂紊乱;③血压升高。因此,降低血黏度的方法是终身有效控制血糖,有效调节血脂紊乱;终身全天候有效控制高血压。

(4)改善微循环,降低血黏度,预防慢性肾衰竭

①双嘧达莫。每次 50 毫克,每日 3 次,口服。

②阿司匹林。每次 0.3～0.6g,每日 2～3 次,口服。

③噻氯匹定(氯苄匹啶、抵克立得)。每次 250 毫克,每日 2 次,进餐时服用。

④藻酸双酯钠。100～200 毫克加入生理盐水 500 毫升中,静脉滴注,每分钟 15～20 滴。每日 1 次,10～15 日为 1 个疗程。

⑤西洛他唑。每次 50 毫克,早晚各 1 次,口服。

⑥肝素钙。每 12 小时皮下注射 1 次,每次 5000 单位,7～14 日为 1 个疗程。

⑦山莨菪碱。每次 10～20 毫克,每日 3～4 次,口服,也可静脉滴注,14 日为 1 个疗程。

⑧前列腺素 E。200 毫克加入生理盐水 250 毫升中,静脉滴注,每日 1 次,20 日为 1 个疗程。

⑨弹性酶。每日 1800 单位,分 3 次口服。

⑩胰激肽释放酶:每次 80～160 单位,每日 3 次,口服。

(5)改善微循环的注意事项

①伴有出血性疾病者慎用。

②伴有肝肾功能不全者慎用。

③患有青光眼、前列腺增生者禁用山莨菪碱。

④应用上述药品必须在专科医生的指导下使用,并注意监测,患者不可私自盲目应用。

5. 戒烟能预防慢性肾衰竭

(1)吸烟能导致肾脏缺氧:吸烟过程中能产生一氧化碳。一氧化碳吸入人体内后,85%的一氧化碳与血液中红细胞的血红蛋白结合,形成稳定的碳氧血红蛋白(COHb),COHb不能携带氧气,且又不易解离,使红细胞运送氧气的能力明显下降,每日吸20支烟,可使血液COHb浓度增加5%~6%,从而造成肾脏缺血、缺氧,使肾脏受到损伤,吸烟越多、烟龄越长,加速肾脏损伤越重,最终发展为慢性肾衰竭。

(2)吸烟可引起全身血管痉挛,加速动脉硬化:其中自然也包括肾脏血管,从而诱发肾脏微循环障碍,引起肾脏缺血、缺氧而加速肾损伤,最终发展为慢性肾衰竭。

(3)吸烟可使血压升高,血流缓慢:从而导致肾脏缺血,加速肾损伤,最终发展为慢性肾衰竭。

(4)吸烟可使血液中有益的高密度脂蛋白胆固醇减少,血脂紊乱:导致血黏度增加,加速血栓形成,直接破坏肾脏,促进肾病形成,加速慢性肾衰竭的发生。

6. 清除自由基能预防慢性肾衰竭

(1)什么是自由基:自由基是一类化学性质非常活跃的原子团,能够使人体内的组织细胞发生化学反应,造成组织细胞损伤。在人们健康状态下,人体内有着若干能清除自由基的物质,保护组织细胞免于受到自由基的损伤。在通常情况下,清除自由基物质与自由基保持着动态平衡。

(2)自由基对肾脏的损害:自由基增多不仅会使组织细胞受损,而且自由基能直接破坏肾组织细胞的滤过膜,引起滤孔直径增大,血液中的蛋白质漏到尿液中,出现蛋白尿,又易形成血栓,加重肾脏的微循环障碍,损伤肾功能,导致慢性肾衰竭的发生。

(3)怎样清除自由基

①终身控制血糖。磺脲类降糖药有清除自由基作用。

②控制血黏度。降低血黏度,改善微循环能清除自由基。

③终身控制血压。血管紧张素转化酶抑制药有清除自由基作用。

④补充多种维生素。

⑤补充微量元素。多食含硒食物,如海产品、动物肾、肉类、谷物、大葱、大蒜、大豆、蘑菇等;多食含锌食物,如动物心、肾、牡蛎、花生、核桃、豆类、鸡蛋、小麦等。

⑥提倡喝茶。茶中含有多种维生素和微量元素,尤以绿茶为佳,具有改善微循环、降血脂、抗凝、溶栓,清除自由基作用。

⑦应用自由基清除剂。谷胱甘肽是重要的自由基清除剂,可直接使自由基还原或促进超氧化物歧化酶合成,保护肾功能不受伤害。

7. 纠正血脂紊乱能预防慢性肾衰竭　三酰甘油和低密度脂蛋白胆固醇增高,使肾脏血管硬化、血黏度增加、血液易于形成血栓,进而对肾脏造成损伤,并有发展为慢性肾衰竭的危险。因此,纠正血脂紊乱可以预防慢性肾衰竭。

8. 控制高尿酸能预防慢性肾衰竭　尿酸是嘌呤代谢的最终产物,由于嘌呤代谢紊乱导致血尿酸生成过快过多或由于肾脏排泄尿酸功能减弱,均可使血尿酸生成升高。当血尿酸盐沉积于肾脏,造成肾脏损害时,即为高尿酸血症性肾病。晚期肾脏病变即可累及肾小球,致使肌酐清除率逐渐下降,诱发慢性肾衰竭,因此,控制高尿酸血症是预防高尿酸血症性肾病重要措施。

(1)控制饮食:限制摄入含嘌呤食物,如动物舌、肝、肾、肺、猪瘦肉、大豆、菠菜、沙丁鱼、蛇、鸽肉、凤尾鱼、马哈鱼、鲑鱼、花生

仁、贝肉、酵母、扁豆等。

(2)多吃含低嘌呤食物:如谷类、麦类、蔬菜、水果、蛋类、油脂类等。

(3)禁止饮酒:饮酒可使血尿酸迅速增高,酒精又可使血中乳酸增高,而乳酸又抑制血尿酸从肾脏排泄,不仅易发生尿路结石又易引发痛风。

(4)大量饮水:每日饮水量 3 000～4 000 毫升,每日排尿量应保持 2 000 毫升以上,可使尿酸从尿中排泄。

(5)碱化尿液:尿酸 pH 保持在 6.0～6.5 为宜,保持碱性尿液,可防止结石形成,可服用碱性药物,增加尿酸的溶解度。如乙酰唑胺 250 毫克,每晚 1 次,口服。碳酸氢钠 1.0～2.0 克,每日 3 次,口服。12.5％枸橼酸钾液 15 毫升,每日 3 次,口服。

(6)防止过胖:蛋白质饮食应每日控制在 1 克/千克体重,糖类占总热能的 50％～60％,少吃糖果。

(7)远离诱因:勿着凉,勿过劳,勿心情紧张,勿使关节受伤等,可避免促进尿酸盐形成结晶。

(8)选择药物:禁止应用抑制排泄药物、利尿药物及阿司匹林等。

(9)早发现早治疗:对患者及家属进行全面检查,易早发现早预防早治疗高尿酸血症。确诊为高尿酸血症的患者,应酌情使用尿酸合成抑制药和促进尿酸排泄药,如别嘌醇和丙磺舒等。

9. 及早防治前列腺增生能预防慢性肾衰竭 前列腺增生是老年男性的常见病之一,发展到一定阶段,膀胱从代偿到失代偿,膀胱腔扩大,膀胱壁变薄,输尿管膀胱壁段的反流机制失去作用,可出现膀胱输尿管反流,肾盂积水,使肾脏受损,肾功能不全,进而出现慢性肾衰竭,这是唯一致病的并发症。预防前列腺增生的指导思想如下。

(1)改变不良饮食习惯,多吃清淡易消化的食物,多吃蔬菜水

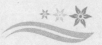

果,防止便秘。

(2)少吃辛辣刺激性食物,如葱蒜及辣椒。

(3)戒烟戒酒可预防前列腺充血、增生。

(4)节制性生活,防止过度性交,以防止前列腺过度充血、增生或肥大。

(5)尽可能减少骑自行车,因为自行车的坐垫会压迫尿道上端的前列腺,使前列腺缺血、缺氧而增生。

(6)禁止久坐不动,长时间坐在电脑前会压迫前列腺,使之血循环不畅,可致前列腺充血、增生。

(7)防止受凉,受凉后前列腺收缩,压迫尿道导致排尿困难,易产生尿潴留。

(8)彻底治疗泌尿生殖系统感染,如前列腺炎、后尿道炎,及时解除尿道梗阻,防止尿潴留。

(9)积极参加适当的体育运动,有助于增强机体抗病能力,改善前列腺血液循环。

(10)严禁憋尿,长期憋尿会使膀胱肌肉松弛无力、收缩力减弱,导致排尿不畅而使前列腺肥大、尿潴留,久而久之,肾盂积水损伤肾脏,进而发生慢性肾衰竭。

10. 保护多囊肾的功能可预防慢性肾衰竭　多囊肾,是因为双侧肾脏内充满很多薄壁的球形囊肿而得名,是一种常染色体显性遗传性疾病。囊肿在胚胎期形成,出生后不会发生新的囊肿,但原有的囊肿可不断增大,外观像一堆葡萄。囊内充满浅黄色液体,使肾脏呈不规则形扩大。本病有家族史,长伴有肝、脾和胰腺囊肿。

肾囊肿常为双侧,占90%以上。由于囊肿压迫肾组织,引起肾内阻塞,损害肾功能,进而发展为慢性肾衰竭,成人平均寿命为50岁左右。本病虽然不能治愈,但却可预防发展为慢性肾衰竭,即使到了终末期慢性肾衰竭,还可实行代替疗法,包括透析、肾移植。

(1)积极预防尿路感染:肾囊肿患者患有尿路感染时,可无尿频、尿急、尿痛,却可出现发热、肾区疼痛,脓尿或无症状细菌尿。确诊尿路感染后,应根据细菌培养及药物敏感试验,立即给予足量、高效、广谱抗生素治疗,必须彻底控制尿路感染,才能避免肾脏损害,预防慢性肾衰竭。

(2)积极防治尿路结石:平时应多喝水、多排尿、不憋尿、使尿中形成结石的物质不沉积。合并尿结石者,应根据结石成分,选择性进食,可防治结石长大或再生。

(3)积极有效控制高血压。

(4)严禁应用肾毒性药物。

(5)严禁应用解热镇痛药。

(6)不宜限制盐的摄入:因为肾囊肿有丢钠的倾向。

(7)不宜手术减压治疗:因为手术减压只能加速肾功能恶化。

11. 及早治疗红斑狼疮能预防慢性肾衰竭　狼疮性肾炎是由系统性红斑狼疮引起的肾炎。系统性红斑狼疮,它像"狼"一样厉害,各个系统都有损坏;临床表现也像"狼"一样,多种多样;引起的肾炎,也像"狼"一样厉害;到了晚期可发生慢性肾衰竭,是本病死亡的常见原因。不过,近年来,随着早期诊断手段的增多和治疗水平的增高,系统性红斑狼疮的预后已明显改善。

(1)早发现早治疗:系统性红斑狼疮是一种常见的结缔组织疾病,也是一种自身免疫性疾病,好发于女青年,男女之比为 1:(9~14)。

系统性红斑狼疮的临床表现多种多样,而且变化多端,早期有 1~2 个器官受损表现,而且又没有典型性、特异性,容易误诊误治。以后侵犯多个系统多个器官,又使临床表现十分复杂,也易误诊。经历几年的辗转多家医院确诊了,已经是晚期发生慢性肾衰竭了。

系统性红斑狼疮早期可有发热,面颊部和鼻梁处出现蝴蝶形红斑,而且对阳光敏感,四肢关节疼痛、脱发等表现,有 70％ 的红斑狼疮患者都有肾脏损害,以及心、肺、血液系统、神经系统等多器官损害,严重者或爆发型者,死亡率很高。

原来即使病情稳定的时候,在某些因素影响下,又可活动,而且活动和表现也不尽相同,所以,不是专科医生,很容易误诊误治。为了预防慢性肾衰竭,必须早发现、早确诊。

(2)合理治疗:系统性红斑狼疮虽然不能根治,但只要早期诊断,合理治疗,病情得到控制,可以减缓肾脏损害,有助于预防慢性肾衰竭。

①关节肌肉疼痛者,可用双氯芬酸(双氯灭痛),每次 25 毫克,每日 3 次,口服。

②皮肤损害者,可用氯喹,每次 0.25 克,每日 1～2 次,口服。皮疹还可涂 10％ 醋酸氢化可的松软膏。如无效,应尽早服用小剂量糖皮质激素。

③泼尼松,每日每千克体重 0.5 毫克,口服。

(3)定期复查,掌握肾脏变化:系统性红斑狼疮患者,经治疗后即使病情缓解,自觉症状完全消失,又能胜任自己的工作,也绝不可自行停药。有些患者甚至要终身服用小剂量糖皮质激素,而且病情变化时,又要调整药物剂量,也可能出现药物的不良反应。因此,患者要遵医嘱,定期到医院复查尿常规、血常规、生化常规,必要时还要进行血清学检查、肾功能检查,以便及时了解肾脏改变,采取有效防治措施。

(4)远离使病情加重的因素

①避免阳光照射,外出要戴草帽、手套,因为阳光(紫外线)照射可诱发或加重本病。

②远离有害药物,如青霉素、磺胺、肼屈嗪、普鲁卡因胺、异烟肼、甲基多巴、奎尼丁等,因为上述药物可加重狼疮病情。

③严禁应用重组乙肝疫苗注射。

④本病患者要学习有关本病基础知识，树立长期战胜疾病的信心。

⑤本病患者不可自行盲目停药或增加药物剂量，以免使病情加重。

⑥严禁应用雌激素、各种避孕药，以免加重病情。

⑦严防感冒，也要禁止应用有损害肾脏的解热药物。

⑧预防其他感染，一旦发生感染，应立即给予有效治疗，如抗细菌、抗真菌治疗等。

⑨患有本病的患者在病情活动期，不宜妊娠，以免加重肾脏负担，加重病情。

⑩患者要正确对待药物的不良反应，尤其女性患者不必担心激素的不良反应而拒绝用药，否则，将导致严重后果。

12. 科学用药能预防慢性肾衰竭　肾脏一旦损害就不能自我修复，也不能再生，损坏多了，就会发生不可逆转的慢性肾衰竭。肾脏就是生命，这不是危言耸听，而是千真万确的医学家的警世良言。所以，人人都要像保护眼睛一样保护肾脏。特别是那些患有影响肾脏疾病的患者。

选用药品时一定要知道所选药品的性能、作用、剂量，以及药品对身体的损坏，尤其对肾脏有无损坏。因为肾脏是排泄药物的主要器官。

（1）损伤肾脏药物的种类

①直接损害肾脏药物。卡那霉素、庆大霉素、阿米卡星、妥布霉素、链霉素、锋霉素、多黏霉素、万古霉素、杆菌肽、两性霉素 B、四环素类、环孢素、金剂、锂、汞、青霉素、吲哚美辛、布洛芬、非那西丁、对乙酰氨基酚、水杨酸盐、甲氨蝶呤、甲氧氟烷。

②变态反应引起肾损害药物。青霉素类、先锋霉素类、磺胺类、利福平、呋塞米、噻嗪类利尿药、硫唑嘌呤、别嘌醇、三甲双酮、

苯妥英钠、血管紧张素转化酶抑制药。

③引起肾损害的抗肿瘤药物。如顺铂、链佐星、氨基甲基叶酸、普卡霉素、白细胞介素-2等。

④其他。海洛因可引起肾损害。引起肾损害的中草药,如雷公藤、鱼胆、苍耳子、木通、山豆根、山慈姑、泽泻、蜈蚣、防己、厚朴等。

(2)预防慢性肾衰竭用药须知

①明确是否必须用。不少患者对药物疗效的期望值很大,稍有不适就想借助药物去除。殊不知凡是药物都会引起不良反应,包括毒性反应、变态反应、成瘾性和致癌致突变致畸作用等。有的药物对肾脏的损害,有时甚至超过药物对疾病治疗的作用,甚至危及生命。因此,预防慢性肾衰竭应特别重视合理用药和安全用药,能不用的药尽量不用,不要轻信广告宣传以免上当受骗。

②药品用量要小,品种要少。肾脏受损后对药物代谢和排泄功能减退延长了药物在体内停留时间。因此,用药量要小(包括中草药和保健药)。用一种药时不良反应发生率为10.8%,用5种药时不良反应率为18.6%,用6种药时,不良反应率可高达81.6%。因此,必须在医生指导下用药,患者或家属不可随意增加剂量或品种。

③注意观察不良反应。服药后如出现恶心、呕吐、发热、皮肤瘙痒或皮疹、尿少、尿闭或尿色发生改变,以及水肿等表现时,应立即停药,并请医生诊治。

④合理选择保健药。目前形形色色,名目繁多的保健药充斥市场,鱼龙混杂良莠难分,加之假冒伪劣产品屡禁不止。如选择不当,花钱买罪受,甚至付出健康的代价。因此,必须注意选择。

⑤破除迷信,相信科学。学习和掌握一些医学知识,要相信客观的实验检查和实验数据。不要相信五花八门、虚张声势的广告宣传,也不要盲目相信道听途说。

(四)预防慢性肾衰竭三字经

原发病,早发现,早治疗,有疗效。

讲卫生,洁口腔,护皮肤,防外伤。

会阴部,洗经常,无痔疮,宜早防。

严冬季,防感冒,人多处,免进入。

高热能,宜坚持,植物油,可多吃。

蛋白质,要限量,肾功能,要保护。

吃蛋白,宜优质,奶鱼蛋,应首选。

血压高,宜限盐,有水肿,水限量。

慎用药,应低量,户外行,晒太阳。

四、肾癌高危人群防治策略与保健

(一)肾癌早期脸谱及高危人群

见图58。

(二)治疗原则

1. 手术治疗 根治性肾切除是目前唯一能治愈肾癌的方法。

2. 放射治疗 肾癌对放疗不甚敏感,仅作为术前、术后的辅助治疗。

3. 介入治疗 目前肾动脉栓塞主要用于术前准备、姑息治疗及止血。

4. 内科治疗

(1)化疗:肾癌化疗的疗效很差。

(2)内分泌治疗:激素联合化疗和免疫治疗,可提高晚期肾癌的疗效。

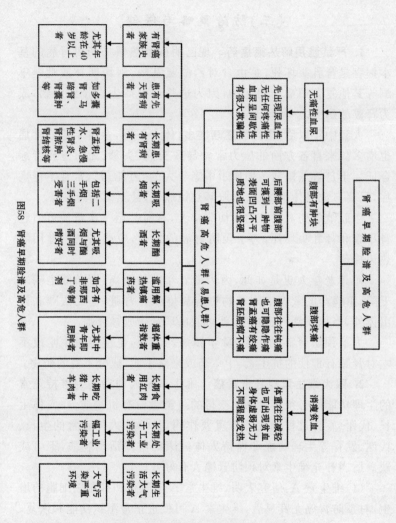

图 58　肾癌早期脸谱及高危人群

（3）生物治疗：干扰素是目前最常用的免疫增强药。

（三）防治策略与保健

1. 严禁滥用解热镇痛药　现已明确解热镇痛药对肾病的基本损害是肾乳头坏死，是由含对乙酰氨基酚、阿司匹林或吡唑啉酮等其他复合镇痛药引起的，因为这些药可产生直接致癌物，成为肾癌的病因之一。

人到中年以后，慢性病逐渐增多，体力下降，全身不适或疼痛也增多。来自各方面的压力常常导致头痛、头晕、无力等疲劳综合征。于是解热镇痛药便成了中老年人的"万能药"，常常不论病症，只要自觉身体不适，就自服解热镇痛药，甚至镇痛药成瘾。

然而镇痛药对肾脏的损伤非常大，有时甚至一次量便可引起肾小管和肾乳头坏死，为了预防肾癌的发生，应严格禁止滥用解热镇痛药。

尤其老年人更是如此，因为随着年龄的增高，肾功能也随之下降，镇痛药的致癌中间产物更容易堆积在肾脏，而无法顺利排出体外，当积累到一定程度，就可能出现肾癌或肾衰竭。

为了预防肾癌的发生，除了镇痛药之外，也应尽量少吃或不吃对肾脏有毒性的抗生素、中草药或来路不明、成分不清的药物。

2. 四大维生素能赶走肾癌　维生素是人和动物为维持正常的生理功能而必须从食物中获得的一类微量有机物质，在人体生长、代谢、发育过程中发挥着重要作用，是维持人体正常的生长、代谢、发育等生理功能和保持人体健康的重要活动物质，不可或缺。适当补充维生素对预防肾癌大有好处。

（1）维生素 A：研究表明，维生素 A 能阻止和抑制癌细胞的增生，对预防肾癌尤其显著，维生素 A 可促进正常组织功能和恢复，对预防肾癌复发也有一定作用。富含维生素 A 的食物有番茄、胡萝卜、菠菜、韭菜、辣椒、杏等蔬果，另外，动物肝脏、鱼肝油及乳制品也含有大量维生素 A。

(2)B族维生素:B族维生素包括维生素 B_1、维生素 B_2、维生素 B_6、维生素 B_{12} 等。B族维生素有抑制癌细胞生长,又能合成人体内多种重要的酶而起调节代谢作用。富含B族维生素的食物有稻谷、豆类、酵母、干果、动物内脏等。

(3)维生素 C:维生素 C 又称抗坏血酸,能够减少致癌物质亚硝酸在体内形成聚集,对预防肾癌极有好处。富含维生素 C 的食物有辣椒、苦瓜、青菜、萝卜叶、油菜、香菜及番茄等。

(4)维生素 E:维生素 E 具有提高机体免疫功能,抑制致癌物质形成的作用。富含维生素 E 的食物包括植物油,尤其豆油中含量最丰富,另外蛋类、谷物、胡萝卜、鲜莴笋等食物中维生素 E 含量也较多。

(四)肾癌预防三字经

不吸烟,不酗酒,解热药,要慎用。

激素药,不滥用,放射线,不去碰。

控体重,多运动,能坚持,癌无踪。

慢肾病,要早治,多喝茶,粮不细。

心情好,增免疫,低脂食,清淡宜。

深海鱼,应多吃,腌制品,要远离。

五、前列腺癌高危人群防治策略与保健

(一)前列腺癌高危人群及脸谱

见图59。

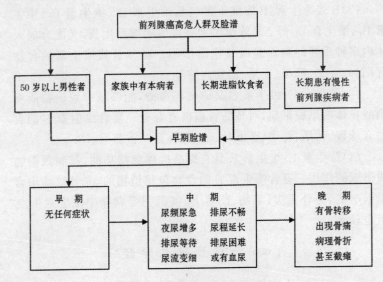

图 59　前列腺癌高危人群及脸谱

（二）治疗原则

1. 等待观察　等待观察是指主动监测前列腺癌的进展,在出现病变进展或临床表现明显时给予相应治疗。

2. 根治性手术治疗　根治性前列腺切除术是治疗局限性前列腺癌最有效的方法。

3. 放疗　适用于各期患者,具有适应证广、并发症少等优点。

4. 近距离治疗　包括腔内照射、组织间照射等。

5. 局部治疗　是指前列腺癌的冷冻治疗、高能聚焦超声、组织内肿瘤射频消融等治疗。

6. 内分泌治疗　包括去势治疗;最大限度雄激素阻断治疗;间歇性内分泌治疗;根治性治疗前新辅助内分泌治疗;辅助内分泌治疗。

（三）防治策略与保健

1. 坚持"三多一少"生活习惯 随着人们生活水平的不断提高，饮食习惯与饮食结构的改变、体力活动的减少、年龄增长等因素，我国中老年人罹患前列腺癌的概率也在增加。

前列腺癌的病因尚不清楚，但科学家认为环境因素在许多癌症的病因中可以占到80％以上。前列腺癌和其他癌症一样，诸如吸烟、酗酒、高脂肪、环境污染及卫生条件差等因素可以起到决定性作用。因此，老年人应谨记"少吃红肉、少食脂肪、少饮酒、多运动"的"三少一多"的原则。

（1）少吃红肉：因为含大量红肉（牛羊猪肉及其制品）的膳食不仅会增加结肠癌和直肠癌的危险性，还会增加胰腺癌、乳腺癌、前列腺癌及肾病的危险性。如果吃红肉，每日摄入量应少于80克，最好选用鱼、禽肉或其他肉类取代红肉。

（2）少食脂肪：高饱和脂肪酸和（或）动物性脂肪的膳食会增加肺癌、乳腺癌、结肠癌、直肠癌、子宫内膜癌和前列腺癌的危险性。总脂肪和油提供的热能应占总热能的15％～30％，限制含脂肪多的食物，尤其应限制动物性脂肪。选择如玉米油、大豆油、葵花籽油、芥菜油、花生油及橄榄油等饱和脂肪酸极少的植物油。每人每日摄入脂肪量为1克/千克体重。最好以多不饱和脂肪酸、单不饱和脂肪酸和饱和脂肪酸各占1/3为宜。

（3）少饮酒：因为饮酒除了会增加前列腺癌及结肠癌、直肠癌之外，还可能增加罹患口腔癌、咽喉癌、食管癌、原发性肝癌的危险性。如果饮酒并吸烟则罹患癌症的危险性大大增加。因此，专家建议尽量避免饮酒，如果一定要饮酒，每日饮酒量男性应限制在2杯内；女性在1杯以内，1杯的定量是啤酒250毫升，葡萄酒100毫升，白酒25毫升。

（4）多做体力活动：因为经常进行体力活动可以预防结肠癌、

乳腺癌、肺癌。体力活动可以防止体重超标或肥胖，也可预防那些与肥胖相关的癌症。体力活动对前列腺癌有保护作用，因为体力活动可降低血中雄激素水平。

2. 多吃含维生素 E 的食物　服用维生素 E 和减少动物脂肪的摄入量是预防前列腺癌的有效方法，如果一位成年男性每日服用维生素 E 400 毫克，并主要食用植物脂肪，可以抑制早期前列腺癌的发展。

科学家指出，前列腺癌像乳腺癌一样也有部分遗传因素，因此，建议前列腺癌的高危人群，尤其是有遗传因素的男性经常服用维生素 E，可以预防前列腺癌的发生。

富含维生素 E 的食品包括杏仁、小麦胚芽、榛子、葵花籽、鳝鱼、香鱼、鳕鱼子、竹黄鱼、花生、南瓜、大豆油、谷类、肉类、蛋类、乳制品和绿色蔬菜等。

3. 多吃含硒的食物　微量元素硒具有保护细胞膜结构完整性的功能，在人体内有拮抗或减低汞、镉、铊、砷等元素的毒性作用。现代研究证实，硒还能提高机体的免疫力，具有抗癌功能，促进正常细胞增殖和再生的功能。有学者认为，多吃富含硒的食物既可预防前列腺癌，又可治疗前列腺癌。

富含硒的食物包括大豆、大蒜、葱、洋葱、豆瓣酱，豆腐中含量比大豆还多。

4. 游泳能预防前列腺癌　美国有科学家历时 14 年，共调查了 4.7 万名男性，调查结果显示，每天游泳半小时有助于延缓前列腺癌的发展。

该项调查让志愿者进行游泳、骑自行车和体操等不同强度的运动，结果表明，男性如果每天游泳 30 分钟，患晚期前列腺癌的可能性可大大降低。而从事骑自行车和体操等运动强度相对大的男性，则患上前列腺癌的概率要比前者高出 30%。科学家表示，游泳能提高抗病能力，促进前列腺局部的血液循环和淋巴循

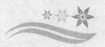

环,使前列腺分泌旺盛,有助于前列腺炎症消退。

此外,游泳还能帮助前列腺癌患者更好地吸收药物,从而提高药物的疗效。

(四)预防前列腺癌三字经

肉制品,宜少吃,奶制品,不可多。

豆制品,宜多吃,蔬果类,无限量。

西红柿,天天吃,抗氧化,防癌发。

太阳浴,VD生,癌细胞,能自消。

爱游泳,宜坚持,强体能,防肥胖。

多吃鱼,补VE,元素硒,癌远离。

绿茶水,天天喝,前列腺,不增生。

性生活,要节制,前列腺,能休息。

不喝酒,少咖啡,前列腺,无充血。

第八章　血液系统疾病

一、老年人静脉输液要慎重

国家食品药品监管总局发布的《国家药品不良反应监测年度报告(2016年)》显示,2016年药品不良反应/事件报告中,静脉注射给药占59.7%,其他注射给药(如肌内注射、皮下注射等)占3.4%,口服给药占33.7%,其他给药途径(如外用、贴剂等)占3.2%。由静脉注射给药所致的药品不良反应/事件近年均占据第一位,2015年占61.3%,2014年占60.9%,2013年占58.7%,2012年占56.7%。

静脉输液给药的作用:①纠正体内水及电解质紊乱、补充体液;②建立给药通道,作为给药的途径;③保证药物直接进入血液循环,药效发挥作用迅速;④不经口服给药,可减少消化酶、食物的破坏和影响;⑤减少对消化道、肌肉及皮下组织的刺激等。

(一)老年人静脉输液要慎重

老年人全身各个器官功能减退,抗病能力减弱,全身生理反应能力下降,代偿功能不足。心血管系统及呼吸系统退化明显,慢性病多发,如高血压、冠心病、动脉硬化、慢性阻塞性肺疾病、糖尿病、慢性肾功能不全等。长期、多次静脉输液,势必增加心肺负担,而导致急性心力衰竭、肺水肿,加重肾功能减退,甚至猝死。

因此,老年人患有上呼吸道感染、流行性感冒、急性支气管炎、慢性咳嗽、轻中度慢性阻塞性肺病、哮喘、头疼脑热,即使腔隙性脑梗死之类脑病等,也不需要输液。感冒发热不需要输液,是因为感冒由病毒引起,它有自己的生命周期,一般为5~7天。给抗生素也没有用,除非为继发细菌感染,方可考虑给予抗生素治疗。所以,体温在38℃以下,首选物理降温。输液不是"万能药"却会导致许多远期并发症。

(二)静脉输液的风险

1. 静脉输液危险最大 静脉输液给药可以避开吸收屏障直接入血,所以药物作用发挥快。但是,由于药物浓度高,在短时间内又以较快的速度到达靶器官(病变部位),一旦用错药或出现过敏反应、毒性反应及药物本身存在质量问题,后果非常严重,甚至会危及生命,所以静脉输液治疗也是最危险的给药途径。

2. 静脉输液给药杂质最多 在静脉注射液的生产、储存、运输、放置和使用过程中,几乎都有可能被不同的微粒所污染。

(1)注射液在生产过程中带进的炭黑颗粒。

(2)包装带来的塑料颗粒。

(3)注射液的配制时由输液器穿刺胶塞带入的橡胶微粒。

(4)切割安瓿时产生的玻璃碎屑又被负压吸入药液内,有的未开封的药瓶里有玻璃碎片。这种情况的发生,很可能是个别生产企业为了降低生产成本而使用质量不合格的材料包装所致。

(5)输液室内医生、护士、患者及其家属川流不息,人来人往,室内空气流动不息,灰尘、细菌、真菌、病毒或其他毛屑通过空气进入药液,这些有害有毒之物难免会被输入到人体里,对患者的身体健康埋下隐患。

北京某医院对"吊瓶"的抽检中发现,在1毫升20%甘露醇溶液中,可查出直径3~40微米的微颗粒598个。在1毫升50%葡萄糖溶液加入青霉素的药液中,可查出直径2~16微米的微颗粒542个。而人体最细的毛细血管的直径只有4~7微米,长期输液

可使超过 4 微米的微粒沉积在毛细血管内,越积越多,越输液越大,久而久之,将形成栓子,造成器官栓塞。微粒被细胞吞噬会形成肉芽肿,而肉芽肿又有癌变的风险。

3. 静脉输液引发疾病最隐蔽　有人说,静脉输液就是一次小手术,这是有科学依据的。静脉输液在医学上属于侵入性操作范畴,因为静脉输液需要刺破血管,并将本不属于血管内的成分输入血管里。如果途中将不是药物成分的杂质异物输入血管,会导致一些本不该发生的疾病,包括近期和远期疾病,如果异物包括大量不溶性微粒特别是石棉微粒,甚至会引发肺癌和白血病及其他恶性疾病。

4. 我国公众对静脉输液常识最缺乏　比较而言,输液给药治疗是最危险的途径。这是最基本的医学常识。而在我国,无论任何一级医院,在医患中对输液治病"起效快"的观念都有相当大的误区。

静脉注射药物直接入血,故作用发挥快。但药物在体内的分布受很多因素影响,包括药物的脂溶性、毛细血管通透性、血管和组织的血流量、与血浆蛋白和组织蛋白结合能力、药物的扩散和局部 pH、药物的转运载体的数量和功能状态、特殊组织膜的屏障作用等。因此,药物起效快慢不完全取决于给药途径。

我国公众对静脉输液的优点一知半解,而对静脉输液的弊端知之甚少,甚至一无所知,对输液治疗引发的疾病谱及其严重程度更缺乏了解。尤其远期并发症很难想到与输液有关。

(三)静脉输液引发的疾病谱

见图 60。

(四)静脉输液危害三字经

要治病,想输液,危害性,看不见。

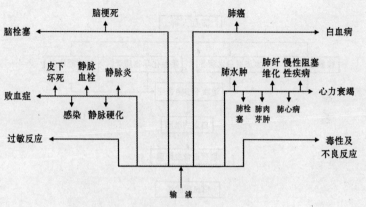

图 60 静脉输液引发的疾病谱

输错药，毒反应，药溶血，无法解。

静脉液，有杂质，有微粒，要沉积。

常输液，多沉积，小变大，成栓子。

到器官，必栓塞，突然病，难治愈。

静脉液，有细菌，有真菌，有病毒。

随血流，有玻片，有胶塞，有塑料。

进血里，有毒性，不吸收，不外排。

老年人，身体弱，常输液，要慎重。

二、白血病高危人群防治策略与保健

（一）白血病高危人群及脸谱

见图 61。

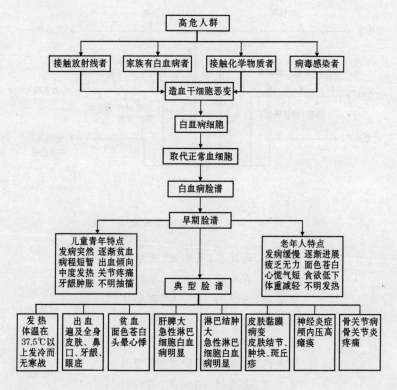

图 61　白血病高危人群及脸谱

（二）治疗原则

　　急性白血病的治疗以化疗为主，辅以各种支持治疗，如输入血液制品、抗生素、集落刺激因子等。放疗仅用于中枢神经系统白血病和造血干细胞移植。诱导分化、促进凋亡和生物治疗。

　　急性白血病化疗一般分为诱导缓解化疗和缓解后化疗。

　　1. 诱导缓解化疗　基本原则是联合、足量及间歇用药。

　　2. 缓解后化疗　急性白血病在获得完全缓解后如不再进行

化疗,可在数月内复发。所以完全缓解后必须立即开始巩固强化治疗,以进一步减少白血病细胞的负荷,防止白血病复发,延长缓解和生存时间,争取治愈白血病。

(三)防治策略与保健

1. 避免家庭装修造成污染能预防白血病 老年人白血病增多的"元凶"不能排除家庭装修造成的污染。因为装修中常用的粘合剂、涂料、地板砖、夹板等材料会释放出甲醛、铅、苯等有毒物质,对人体血液系统造成损害,抵抗力较弱的人就容易引发白血病。有关部门曾对装修的住宅进行过测定,结果污染浓度高于室外 10～15 倍,装修热所造成的环境污染是导致城市白血病患者增多的原因。

因此,建议装修住宅最好选用符合环保要求对人体无害的材料,入住前最好开窗通风一周以上,请室内环境监测部门进行监测,合格后再入住。一旦出现不明原因的出血、低热、关节痛、头晕等症状就要到医院进行检查。

2. 严禁滥用药物能预防白血病 使用氯霉素、细胞毒类抗癌药、免疫抑制药等药物时要小心谨慎,必须有医生指导,切勿长期使用或滥用。

3. 尽量少用或不用染发剂能预防白血病 研究人员发现,使用染发剂(尤其是大量使用)的女性患白血病的危险性是普通人的 3.8 倍。经常接触染发剂的理发师、美容师、整容师也有潜在危害。

现已知芳香胺——联苯胺和 β-萘胺是致白血病物质。这一结论是来自染料工业工人的流行病学资料,并在动物实验中得到充分证实。市场上出售的染发剂中都含有这种着色剂作为原料,而芳香胺导致白血病的潜伏期又很长,甚至可以长达 50 年之久,以至于即使不幸患上白血病,医生和患者都不会再去追查致癌物因素,因此广大消费者应该提高防患意识。

由此可见,预防白血病应从年轻时代开始,尽量不要染发,尤其经常变换发色更不可取。

老年男女朋友,头发变白是自然现象,即使已经满头白发,依然可以风度翩翩,气质常驻。

无论年轻还是年老,都要尽量远离染发剂中的致癌物质,不要等到发病时才悔恨当初。

4. 远离病毒感染能预防白血病　目前已有较多的证据证实,白血病病毒是一种反转录病毒,在电镜下大多呈 C 形形态。反转录病毒是 RNA 病毒,当进行反转录时,便去掉被膜,释放出 RNA。在反转录酶的作用下,以病毒 RNA 为模板,转录为互补 DNA(即前病毒 DNA)再经过 DNA 依赖性的 DNA 多聚酶作用,形成前病毒 DNA。前病毒 DNA 能整合于宿主细胞的 DNA 内进行复制,但不影响宿主细胞的生存。RNA 肿瘤病毒在鼠、猫、鸡和牛等动物中的致白血病作用已经肯定,这类病毒所致的白血病多属于 T 细胞型。

5. 注意饮食卫生　含有化肥、农药的蔬菜、水果等食物,食用后经消化道吸收进入血液,可能会破坏骨髓的正常造血功能,从而诱发急性白血病。因此,蔬菜、水果食用前必须清洗干净,把化肥农药的残留量降至最低水平。

(四)白血病预防三字经

高压线,变电站,有辐射,要远离。

微波炉,正在转,轻辐射,别靠边。

装修屋,精选材,无毒害,才安全。

入住前,宜开窗,常换气,一月净。

吃蔬果,讲卫生,洗农药,口感好。

氯霉素,不滥用,抗癌药,宜慎重。

染发剂,均有毒,少染发,癌远离。

要睡眠,灯关闭,无辐射,抗力提。

多运动,强免疫,恶性病,不找你。

三、贫血高危人群防治策略与保健

贫血是指血液循环中红细胞数或血红蛋白含量减少,低于同年龄、同性别的健康人正常参考值。国内诊断贫血的标准为:成年男性血红蛋白＜120 克/升,红细胞＜4.5×10^{12}/升或血细胞比积＜0.42;成年女性血红蛋白＜110 克/升,红细胞＜4.0×10^{12}/容或血细胞比容＜0.37。

(一)病 因

1. 贫血的病因诊断非常重要 不查贫血病因就治疗比贫血本身的危害性更大。因为贫血不是一种独立的疾病,贫血只是许多疾病的一个共同的表现(症状)。在许多情况下,贫血的危害性或其严重程度不决定于贫血的程度,而是决定于贫血的病因。

如果是恶性肿瘤或急性白血病引起的贫血,其危害性比贫血本身严重得多。同样是缺铁性贫血,如果其病因是生育过多或哺乳时间过长,或因营养不良引起者,即使是重度贫血,在给予铁剂治疗 3～4 个月后便会治愈贫血,预后良好,贫血的危害性极轻。相反,如果其病因是胃癌慢性出血引起的贫血,即使只是轻度贫血,虽然给予铁剂治疗,贫血可能在短期内减轻,但由于未及早诊断出胃癌,失去了根治的机会,其预后不良,最终导致因胃癌转移而死亡。

2. 贫血病因速查路径图 见图 62。

3. 滥用补血药治疗贫血比不治危害还大 贫血既然是一种症状而不是一种疾病,那么治疗原则首先是去除病因。当然,严

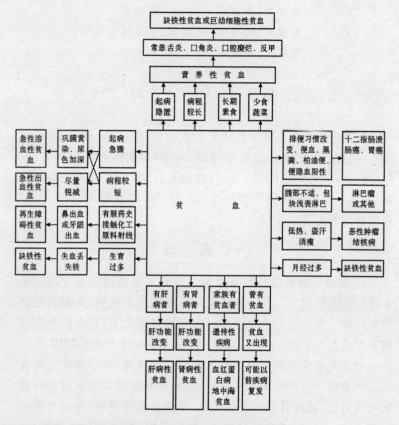

图 62　贫血病因自我速查路径图

重贫血也可采用输血或给予暂时减轻贫血所引发的症状的措施。但在贫血病因未明确之前,切忌乱用药物,如维生素 B_{12}、叶酸、铁制剂,也不能用"补血"中成药,如阿胶、白芍、当归、熟地黄等。否则,不但无法纠正贫血,反而会因此忽略对病因的查找,还会干扰病情变化及预后,使贫血病情更加复杂化,使诊断更加困难,延误病情,甚至加重病情而导致严重后果。

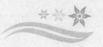

（二）老年人贫血有特点

目前,国内尚无60岁以上老年人血液正常值的统一标准,一般认为老年男性血红蛋白<120克/升,红细胞数<$4.0×10^{12}$/升,血细胞比容<40%,女性血红蛋白<110克/升,红细胞数<$3.5×10^{12}$/升,血细胞比容<37%即可诊断为老年贫血。老年贫血有"一低三多"的特点,见图63。

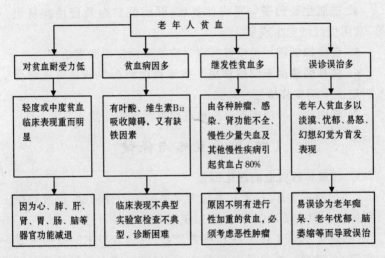

图63 老年贫血特点

（三）治疗原则

贫血的治疗原则是:首先治疗引起贫血的原发病,即什么病引起的贫血就先治疗什么病,然后根据贫血的性质,缺什么补什么。

1. 治疗原发病 例如,由于痔疮出血引起的缺铁性贫血患者,首先必须治愈痔疮,其次是由于出血又引起体内缺铁,再补充铁剂便可治愈。

2. 输血 急性大量失血时,必须首先进行输血,其次再治疗原发病或缺什么补什么。

3. 补充缺乏的造血原料

(1)缺铁性贫血必须补充铁剂治疗,口服铁剂有硫酸亚铁、琥珀酸亚铁;注射铁剂有蔗糖铁。

(2)巨幼细胞性贫血必须补充叶酸、维生素 B_{12},常用腺苷钴胺、甲钴胺。

4. 造血生长因子 肾病性贫血、肝病性贫血及慢性病贫血等,常用促红细胞生成素。

5. 免疫抑制药 免疫性贫血时应给予糖皮质激素治疗。

6. 异基因造血干细胞移植 重型再生障碍性贫血可考虑异基因造血干细胞移植。

7. 脾切除 脾功能亢进所致贫血可考虑脾切除。

(四)防治策略与保健

1. 远离导致贫血的理化因素

(1)远离有害环境,尤其雾霾天气要减少户外活动,或戴防尘口罩外出。但不要戴医疗口罩,以免影响呼吸。

(2)避免不必要的 X 线和核素检查,尽量减少不必要的重复 X 线摄片、透视。在接受 X 线检查时,尽可能减少辐射部位和时间;对免疫系统和骨髓部位,要尽量采取措施屏蔽。

(3)尽量不陪伴亲属到有害场所,回避放射线辐射。曾接受放射线损害的人群,应定期检查身体。

(4)研究发现,引起溶血性贫血的化学物质有:铅、砷化氢、铜盐、水银、纯氧、苯、甲苯、硝基苯、二硝基苯、萘(樟脑球)、苯肼、乙酰苯肼、皂素及卵磷脂,以及农业杀虫剂六六六、DDT、工业石油、塑料、橡胶、油漆、制鞋颜料等。

2. 远离引起贫血的药物 任何一种药物都是双刃剑,它既能

治好病,又因具有一定的毒性或不良反应而损害人们健康。用于治疗恶性肿瘤的骨髓抑制药,用到足够大的剂量时患者都会出现骨髓抑制,如引起白细胞减少、血小板减少、全血细胞减少,甚至严重贫血。能引起溶血性贫血的药物有抗疟药伯氨喹、阿地平、氯喹、奎宁;磺胺类药、呋喃西林、呋喃唑酮(痢特灵)及头孢霉素类;异烟肼、利福平、胰岛素等,还有安眠药、镇痛药、利尿药则有可能引起再生障碍性贫血。

3. 慎重选用抗癌药物 抗癌药物治疗癌症时,也可能导致第二肿瘤,其中包括环磷酰胺、5-氟尿嘧啶等。

4. 谨防变态反应 由于个体差异,即使小剂量应用某种药物,个别也会导致变态反应,致使骨髓增殖分化障碍,引起全血细胞减少、溶血性贫血及再生障碍性贫血。建议遵医嘱用药,不要随便吃药,就能远离贫血。

5. 平衡膳食远离贫血 有的老年人怕肥胖,限制体重而采取长期素食、节食。素食可以提供一些易得到的微量元素和无机盐,但不食用肉类者,容易出现营养成分不完全,尤其容易引起蛋白质、铁及维生素 B_{12} 的缺乏,容易发生缺铁性贫血和巨幼细胞性贫血。提倡全面膳食,其精华物质是造血原料,经过消化、吸收、利用,便可产生血液。血液是"生命之泉",人体丧失了造血功能,生命将不复存在。饮食防贫血,均衡、全面最重要。

6. 避免感染防治贫血

(1)病毒感染:病毒是一种比细菌还小得多的微生物。病毒可引起很多种疾病,当然也包括血液病。现在已肯定病毒 B19 可引起再生障碍性贫血、原发性血小板减少性紫癜等血液病。肝炎病毒感染后可引发白细胞减少、全血细胞减少及溶血性贫血。感染后 3～6 个月,有一部分患者可继发严重型再生障碍性贫血,而且病情严重,一般治疗效果极差,多在短期内死亡。

(2)寄生虫感染:很多寄生虫如血吸虫、钩虫、弓形虫、阿米巴

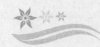

及疟疾等都可引发贫血、血小板减少,甚至全血细胞减少。一例60岁老年妇女感染钩虫病,引发严重贫血,当时血红蛋白只有38克/升,钩虫竟达到236条之多。

(3)细菌感染:感染后常用解热镇痛类药物,也可能导致再生障碍性贫血。

7. 积极治疗原发疾病 贫血是一种症状而不是独立的疾病,很多疾病都可能出现贫血,如风湿性疾病、慢性肝病、慢性肾病、恶性肿瘤、消化性病变、痔疮、肛裂等,均能导致贫血,只有治愈原发病,贫血才可能纠正。

8. 定期体检早期防治 因为很多疾病都可能引起贫血的发生,如慢性肾病、慢性肝病、糖尿病、胃肠疾病等,所以定期进行身体检查,可以早期发现、早期治疗。

9. 适当补充营养添加剂 老年人由于牙齿脱落、咀嚼困难,易导致消化吸收减退而发生缺铁性贫血和巨幼细胞性贫血。因此,老年人可适当补充多种维生素和微量元素、矿物质等营养添加剂。

(五)预防贫血三字经

治牙痛,能咀嚼,慢慢吃,营养保。

胃肠病,早治疗,营养素,吸收好。

平衡膳,不偏食,不素食,营养齐。

有蛋白,有脂肪,血原料,不可少。

多蔬菜,有水果,维生素,能充足。

镇痛药,宜少用,致贫血,要知道。

化学品,要远离,毒作用,殊不知。

放射线,看不见,杀细胞,贫血现。

常运动,身体健,戒烟酒,无忧愁。

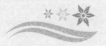

第九章 女性生殖系统疾病

一、子宫内膜癌高危人群防治策略与保健

(一)子宫内膜癌脸谱

见图 64。

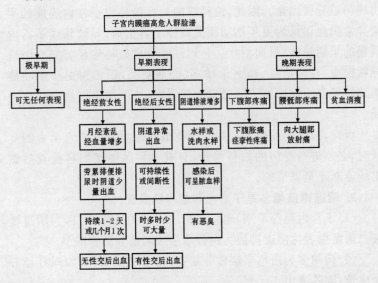

图 64 子宫内膜癌脸谱

1. 阴道异常出血是首发表现

(1)绝经前表现：①由月经周期恒定变为月经周期紊乱、间隔长短不定。②由经血量正常变为经血量增多。③由经期准确变为经期延长，甚至长达至下次经期。④劳累、排尿或排便后出现少量阴道异常出血。⑤多无性交后出血。

(2)绝经后表现：①由已绝经数年变为阴道持续异常出血。②由已绝经数年变为间断性少量阴道异常出血。③由已绝经数年突然出现阴道大量出血。④由已绝经数年出现偶尔时多时少的阴道异常出血。⑤多无性交后出血。

阴道出血不是子宫内膜癌的独有症状，虽然阴道异常出血是子宫内膜癌最常见的症状，但却没有特异性，很多妇科疾病也会出现阴道异常出血。因此，绝经前的妇女极易将子宫内膜癌的阴道异常出血误认为更年期功能失调性子宫出血，导致延误子宫内膜癌的早期诊断、早期治疗。非妇科医生也易将绝经前妇女阴道异常出血、月经紊乱、经血量增多、经期延长，误诊为更年期功能失调性子宫出血而给予雌激素制剂治疗，从而加重出血和癌症进展。

因此，凡绝经前患者一旦出现类似功能失调性子宫出血的症状时，必须进行专门的妇科检查，只有专科医生经妇科检查后做出的诊断才是可信的。

2. 阴道排液增多是子宫内膜癌早期表现

(1)子宫内膜癌早期，组织渗出增多从阴道排出，称为阴道排液。通常患者称阴道排液为白带增多或阴道分泌物增多。

(2)病初多为白色浆液性分泌物，白带变成水样，如同月经一样感觉，阵阵流出。

(3)癌组织破溃时，可出现洗肉水样分泌物。

(4)癌组织破溃合并细菌感染时，阴道排液可为黄色脓样或脓血样排液增多，排出液多伴有恶臭。

(5)子宫内膜癌阴道排液增多,多出现在阴道出血之前,或两者同时出现。阴道白带增多也不是子宫内膜癌所特有的症状,如子宫颈炎症、宫颈癌、老年性阴道炎等,均可出现阴道排液增多、血性白带、黄色白带等,很可能影响子宫内膜癌的诊断。

临床上,极易将老年妇女子宫内膜癌误诊为慢性子宫颈炎或老年性阴道炎,因此无论患者是否绝经,凡出现阴道排液(浆液性、血水样或脓性),也无论是量多量少或有无恶臭,必须进行妇科检查,直至确诊或排除子宫内膜癌的诊断。

3. 下腹部腰骶部疼痛是子宫内膜癌晚期表现　子宫内膜癌患者一般不会引起疼痛,即使出现阴道异常出血、阴道排液时也没有痛感,这也是误导患者丧失对子宫内膜癌的警觉原因,子宫内膜癌疼痛特点如下:①子宫内膜癌在合并子宫腔积脓或癌肿浸润子宫周围组织、转移至盆腔淋巴结或压迫盆腔神经时才出现疼痛。②可出现下腹痛、下腹胀痛或痉挛性疼痛,出现腰骶部疼痛并向大腿部放射。③晚期可有贫血、消瘦、发热等恶病质现象。盆腔检查可发现子宫增大,且软或有囊性感,压痛;子宫旁可扪及转移结节或肿物。

(二)治疗原则

1. 手术治疗　手术治疗是Ⅰ、Ⅱ期子宫内膜癌的主要方法。

2. 放射治疗　适用于晚期患者或不能耐受手术治疗的患者。

(1)腔内放射治疗:适用于临床Ⅰ期患者。

(2)体外放射治疗:适用于Ⅲ期以上患者或年龄过大、合并有心肺疾病者。

3. 激素治疗适应证

(1)雌激素和(或)孕激素受体阳性患者。

(2)高分化的Ⅰ期、Ⅱ期患者。

(3)激素治疗常与手术、化疗和放疗联合应用。

（4）Ⅲ期以上应用激素合并化疗和放疗。

4. 化学药物治疗 化疗主要用于不能手术的晚期患者或放疗后复发患者。

（三）子宫内膜癌防治策略与保健

子宫内膜癌预防十法四字箴言,见图 65。

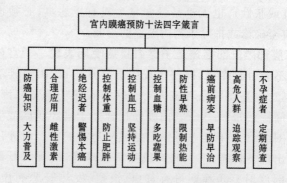

图 65 子宫内膜癌预防十法四字箴言

二、宫颈癌高危人群防治策略与保健

（一）宫颈癌脸谱

见图 66。

1. 阴道分泌物增多不可掉以轻心

（1）正常白带的形状及白带量:①生育年龄段的女性,于两次月经之间一段时间内,白带量多、透明、质地稀薄,有像蛋清一样的黏性。②女性排卵后,白带变为黏厚而浑浊,白带量大为减少。③行经前 3～5 天,白带量又稍增多,呈白色糊状。④绝经前后的女性,白带量则极为减少。

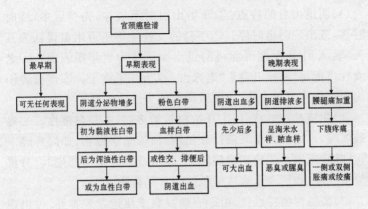

图 66 宫颈癌脸谱

（2）宫颈癌白带性状及白带量：①生育年龄女性患宫颈癌时，白带状况及白带量失去周期变化的特点。②绝经以后女性可一反常态，由常态的白带极少，转而白带大增，如同月经阵阵流出，并有黏性。③宫颈癌早期白带中可夹杂血丝或呈血性白带。④宫颈癌可以出现"接触性出血"，即在性交后或做妇科检查，阴道有少量出血。⑤老年女性性生活稀少或"无性"生活，或单身女性"无性"生活，早期宫颈癌时均可出现无接触性出血，且常不伴有任何痛苦感，因而不会引起老年女性的重视。

阴道分泌物增多，白带呈血性或接触性出血，两者均是宫颈癌最多见的症状，也是早期表现，必须去妇科做全面检查，直至排除宫颈癌。患者在做妇科检查前 24 小时内禁止性交、避免对阴道做任何检查、灌洗或上药。任何年龄的女性，切忌因性交后阴道出血时羞于启齿而拒绝就医。此时如确诊的宫颈癌也多属于早期，预后较好。

2. 阴道出血可能是宫颈癌晚期表现 晚期宫颈癌有三大自觉症状，即阴道出血、阴道排液及腰腿疼痛。

(1)阴道出血的特点:①开始出血时不规律,先少后多,或时少时多,或出现时出时停。②年轻的女性能将阴道出血误认为月经失调。③中年女性可能将阴道出血误认为更年期表现。④老年女性可能将"铁树开花""老来红"视为长了瘤子。⑤严重者阴道出血可伴有大量血块,导致致命性的失血性休克。

(2)阴道排液的特点:①开始白带增多时,多是黏液性。②癌瘤破溃时,可出现大量浆液性分泌物,白带呈水样物,如同月经一样,一阵阵流出。③晚期癌瘤坏死、脱落或继发细菌感染时,分泌物量多浑浊,如同淘米水或呈脓性而有腥臭味。

(3)腰腿疼痛特点:①由于癌瘤浸润或压迫盆腔神经,可出现持续性腰骶部疼痛。②坐骨神经受累时,可出现单侧下肢疼痛。③盆腔浸润广泛,使静脉和淋巴回流受阻时,可出现下肢水肿和疼痛。④子宫腔内分泌物排出受阻时,可出现下腹部疼痛。⑤癌组织压迫或浸润泌尿系统时,可出现腰痛、下腹部一侧或两侧胀痛或绞痛。

(4)子宫颈所见特点:①外观呈糜烂型。于子宫颈外口可有颗粒状糜烂处或有不规则的破溃面,触之易出血,可谓接触性出血。②外观呈菜花形。癌瘤由内向外生长(又称外生型),初期可呈息肉样或乳头状隆起,继之可向阴道内生长。呈大小不等的菜花状赘生物,质地脆弱,极易脱落而致出血。③浸润(内生)型。癌向子宫颈深部生长浸润,导致子宫颈肿大而质地坚硬,甚至整个子宫颈呈桶状,宫颈阴道黏膜表面或光滑无病或仅有浅表溃疡。

3. 生育过多者埋下隐患 现已确定,初次性交年龄或结婚年龄越早,感染人乳头状瘤病毒的机会越多,其罹患宫颈癌的危险性也越大。

子宫颈鳞状上皮癌的发生率随产次(包括人工流产、自然流产、早产、死胎及正常产)的增加而升高,多产女性比生育1~2胎者的宫颈癌发病率高10倍以上。

宫颈癌的发病率随子宫颈糜烂、裂伤及瘢痕形成时间而增加,生育越晚所致的子宫损伤病程越短,子宫颈糜烂、裂伤及瘢痕挛缩越轻,对内分泌功能、免疫功能影响越小,可以减少和预防宫颈癌。

(二)治疗原则

1. 手术治疗　手术治疗是指广泛性子宫切除术和盆腔淋巴结清除术。

(1)手术治疗的适应证:适用于Ⅰb期~Ⅱa期患者。①全子宫切除;②次广泛全子宫切除;③根治性全子宫切除加盆腔淋巴结清除术。

(2)手术治疗的禁忌证:①过度肥胖者,易损伤血管和邻近器官;②年老体弱者,手术病死率较高;③原有严重心、肺疾病及糖尿病者,麻醉和手术易出现意外,可威胁生命。

2. 放射治疗　放射治疗适应证包括:①宫颈癌各期均可单纯应用放射治疗;②早期宫颈癌手术前放射治疗;③早期宫颈癌手术后放射治疗;④不适合于手术治疗老年早期、有严重合并症的宫颈癌患者。

3. 化学药物治疗

(1)区域化疗:晚期宫颈癌;复发宫颈癌;对部分 T2b 期宫颈癌术前和放疗前辅助化疗。

(2)全身化疗:晚期宫颈癌患者;有远处转移的患者;细胞分化差、预后不良、对放疗不敏感者。

(3)局部晚期的新辅助化疗。

(4)化疗、放疗同步治疗晚期患者。

(5)复发、未控制及转移性化疗。

（三）宫颈癌防治策略与保健

1. 要积极防治"高危丈夫"的疾病

（1）丈夫有包茎或包皮过长时不仅自身易患阴茎癌，且可导致妻子宫颈癌发病率增高。此外，患有包茎或包皮过长的丈夫，其包皮垢可能携带致癌病毒和化学致癌物质，这些致癌物质通过性交引发子宫颈鳞状细胞癌。

（2）治疗丈夫淋病：早诊断、早治疗，及时、足量、规律用药，夫妻同时治疗。急性期及时正确治疗可完全治愈，并可预防宫颈癌的发生。

（3）及时治疗丈夫尖锐湿疣：以局部去除外生性疣为主，辅以抗病毒、抗增生和免疫调节的综合治疗，以减少复发。

（4）及时治疗丈夫生殖器疱疹：以局部用药为主，加强全身免疫功能，定期复查，争取治愈。

2. 加强性生活卫生教育能预防宫颈癌

（1）保持双方生殖器官的清洁卫生，男方有包茎或包皮过长，应注意局部清洗，最好做包皮环切术。这样不仅可降低妻子患宫颈癌的可能性，也能预防自身罹患阴茎癌。

（2）改变经期、产褥期不良的卫生习惯，养成经期、产褥期洗澡、洗外阴、应用清洁的卫生巾等科学卫生习惯。

（3）无论在家、在外，也无论在日常生活中，还是在工作中，都要养成便前便后洗手，以防环境中的人乳头状瘤病毒带入生殖道内。

（4）禁止使用低劣的、有色的、不符合卫生标准的餐巾纸、面巾纸和卫生纸擦拭会阴，以免被人乳头状瘤病毒污染。

（5）在有条件的情况下，于性交前双方进行沐浴或清洗外阴。通常，丈夫的外生殖器和双手的清洗常常被忽视，然而人乳头状瘤病毒（致宫颈癌病毒），常通过丈夫的阴茎和双手进入阴道而感染女性,埋下罹患宫颈癌的隐患。因此,在性交前后,双方必须清洗双手,才能确保夫妻安全。

3. 积极防治子宫颈炎能预防宫颈癌 子宫颈炎是育龄女性的常见病,分急性和慢性两种,临床上以慢性子宫颈炎较多见。

(1)病因:慢性子宫颈炎多因分娩、流产和手术损伤后,病原菌侵入而引起,主要的病原菌有葡萄球菌、链球菌、大肠埃希菌及厌氧菌。

(2)病理:可有5种变化,分别为:①宫颈糜烂。临床上分为3型,单纯性糜烂的宫颈表面平坦,无凹凸不平;颗粒型糜烂的宫颈糜烂面凹凸不平呈颗粒状;乳头状糜烂的子宫颈糜烂面高低不平,呈乳头状隆起。②宫颈肥大。子宫颈充血、水肿、腺体增生、间质增生,导致宫颈肥大。但宫颈表面光滑。③宫颈息肉。子宫颈黏膜增生形成赘生物,向宫颈外突出,呈鲜红色、质软而脆易出血,蒂细长,形如舌状。④宫颈腺囊肿。由于宫颈腺分泌物引流受阻,潴留形成囊肿。⑤宫颈管炎。宫颈管内的黏膜充血、水肿及增生,并向外口突出,可见宫口发红、充血,但宫颈表面光滑。

(3)临床表现:①白带增多,多为白色黏液状,或淡黄色脓汁样。②伴有息肉形成时可出现血性白带或性交后出血。③可出现腰骶部疼痛,下坠感及痛经。④可造成不孕。

(4)妇科检查及临床意义:妇科检查根据糜烂面积大小分为3个等级:①轻度。系指子宫糜烂面占宫颈面积的1/3以下。②中度。系指子宫糜烂面占宫颈面积的1/3~2/3。③重度。系指子宫糜烂面占宫颈面积的2/3以上。患有子宫糜烂的女性宫颈癌发病率比无子宫颈糜烂女性高2~7倍,重度子宫糜烂者的宫颈癌发病率又比中度子宫糜烂者高9倍。子宫颈息肉的癌变率不高,仅为0.2%~0.4%。

(5)治疗:宫颈息肉者可行手术摘除。慢性子宫颈炎可选用宫颈电烙、电熨、CO_2激光法和冷冻法,一次治疗即可痊愈,治疗时间应选为月经后 3～7 天之内进行。术后每日清洗外阴 2 次，以保持外阴清洁。术后 2 个月内禁止性交和盆浴。第一次手术未痊愈者可择期再做第二次治疗。

4. 积极治愈癌前病变能预防宫颈癌　子宫颈的癌前病变是一个组织病理学概念，是指子宫颈上皮某些组织的病理学变化，这种病变比正常上皮有更多的机会发生癌变。

目前认为，子宫颈上皮不典型增生属癌前病变，这些病变比其他宫颈上皮病变有较多机会发生宫颈癌。宫颈鳞状上皮不典型增生，系指宫颈鳞状上皮细胞部分或大部分被不同程度的异型变细胞所取代。通常有以下 3 种改变：①基底层细胞增生十分活跃，从正常情况下的一排，到异常情况下增生至多排，甚至占据上皮大部分。②细胞分化不良、排列紊乱，异型变细胞增多。③异型变细胞由基底部逐渐向上皮全层发展。

（1）不典型增生的分级（度）及临床意义：1 级（轻度）。异型变细胞占据上皮的下 1/3，细胞异型变较轻，细胞排列紊乱。2 级（中度）。异型变细胞占据上皮层的下 2/3，细胞异型明显，细胞排列紊乱。3 级（重度）。异型变细胞占据或超过上皮层的下 2/3，细胞显著异性。轻度不典型增生在子宫颈慢性炎症中常可出现，经适当治疗后，多可迅速恢复，其恶变率很低，如不治疗，约有 10% 以下的不典型增生将可转变为宫颈癌。中度不典型增生，如不经治疗可进展为重度不典型增生。重度不典型增生则具有高度恶变的危险性，有 75% 的不典型增生最终可发展为宫颈癌。

（2）预防：①青少年不发生婚前性行为。②适龄结婚或晚婚、晚育、少育。③计划生育，坚持避孕，最好男性用避孕套，避免人工流产。④夫妻双方洁身自好，坚持终身一夫一妻制。⑤不主动吸烟、避免被动吸烟（二手烟）。⑥婚后双方加强性器官、性行为的清洁卫生。⑦性交前后双方要清洁洗手。⑧女性便前、便后均应洗手。以上预防措施，可以减少或避免人乳头状瘤病毒感染，

是预防癌前病变的有效方法。

（3）治疗：①轻、中度不典型增生。治疗方法：电熨治疗，是通过电凝透热，彻底摧毁病变区的上皮；冷冻治疗，是通过低于－190℃的冷冻温度，使不典型增生的细胞发生凝固性坏死；激光治疗，是利用具有毁坏性作用的光束，准确地对准病灶，将病变组织破坏、气化蒸发。采用激光治疗的优点是术后局部渗出液较少，创面愈合所需时间较短，术后子宫颈狭窄发生率较低。②重度不典型增生。有以下两种治疗方法：全子宫切除术及治疗性子宫锥形切除术。而后者适用于年轻患者，迫切要求生育者，以及全身情况差，不能耐受手术而病变范围不大者。

5. 终身定期刮片筛查能早期发现宫颈癌 凡感染人乳头状瘤病毒者，应视为有较高概率罹患宫颈癌，但并非一定会患宫颈癌。为了早期发现、早期诊断、早期治疗宫颈癌，必须终身定期刮片筛查，以避免"漏网之鱼"。

（1）凡感染人乳头状瘤病毒者，必须于一年后再追踪筛查1次，如仍持续感染者，应每半年至一年进行1次子宫颈刮片筛查。

（2）凡属宫颈癌的高危人群，应每年筛查1次。

（3）35～69岁女性，应每5年筛查1次。

（4）69岁以上的女性，如最后筛查仍为正常者，可以不再进行筛查。

（5）农村和边远地区，至少在35～40岁筛查1次，有条件者35～55岁女性，每5年筛查1次。

6. 增强自我保护意识 宫颈癌预防十法四字箴言，见图67。

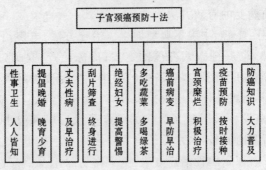

图 67 宫颈癌预防十法四字箴言

三、卵巢癌高危人群防治策略与保健

(一)卵巢癌脸谱

见图 68。

(二)治疗原则

1. 手术治疗 卵巢癌的治疗原则是以手术治疗为主,辅以化疗、放疗三结合疗法,可提高生存率。

(1)根治性手术:适用于早期卵巢癌患者。

(2)肿瘤细胞减灭术:适用于晚期卵巢癌患者。

(3)保守性手术:适用于迫切要求生育且年轻卵巢癌患者,但必须符合下列条件。①为一侧卵巢癌,包膜完整,无粘连者。②腹腔冲洗液未找到癌细胞者。③病理类型为低变恶性细胞型者。④对侧卵巢活组织检查阴性者。⑤术后能密切随访者。

2. 放射治疗 放射治疗适用于罹患卵巢无性细胞瘤和颗粒性细胞瘤的患者。

(1)体外照射:①全腹部照射;②盆腔照射;③腹部加盆腔照射。

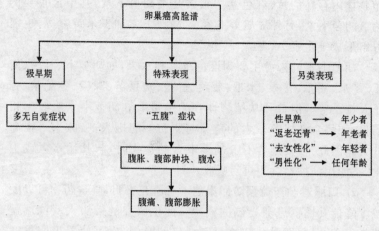

图 68　卵巢癌脸谱

（2）体内照射：用于消除腹水或治疗表浅腹膜转移者。体内照射的适应证包括：①卵巢癌早期；②出现腹水或腹腔冲洗液中查到癌细胞者；③腹腔内有粟粒状癌种植灶者；④术后腹腔残留癌灶直径小于 5 毫米者。

3. 化学药物治疗　卵巢上皮癌属于化疗敏感的肿瘤，包括Ⅰ和Ⅱ期。目前，国内外已广泛采用紫杉醇与顺铂（卡铂）联合化疗方案。

（三）卵巢癌防治策略与保健

1. 多摄取胡萝卜素能预防卵巢癌　有研究观察到，绝经前（30～39 岁）的女性多摄取胡萝卜素对卵巢癌的发生具有显著的保护作用，可以降低卵巢癌的危险性。在排除生育史的影响因素外，患卵巢癌的危险性降低，与大量摄入胡萝卜素的保护作用有关。

现有证据提示，进食含类胡萝卜素高的膳食能预防卵巢癌。

植物体内存在的黄、红色素中很多是类胡萝卜素,其中最重要的为β胡萝卜素,另外α胡萝卜素、γ胡萝卜素和玉米黄素等,也能分解形成维生素 A。

胡萝卜素的来源主要为橙色蔬菜和水果,如胡萝卜、甘薯、南瓜、冬瓜、甜瓜、杧果、木瓜、菠菜、苜蓿、豌豆苗、辣椒、冬苋菜、杏子及柿子等。但单独从植物性食品中摄取β胡萝卜素吸收率相当低,如将含β胡萝卜素的蔬菜与脂肪一起摄入,吸收率可提高50%。因此,在食用含有β胡萝卜素的食物时,与其用水煮或生食,不如用油炒后食用更易吸收。

2. 口服避孕药能预防卵巢癌 有研究表明,避孕药物可以大幅度降低女性罹患卵巢癌的概率。此项研究的带头人罗德瑞盖茨指出,及时服用避孕药物只有 3 年的时间,也可使罹患卵巢癌的概率降低 30%~50%,服药时间越长,罹患卵巢癌的概率越低。

研究发现,避孕药物内含有子宫内膜刺激素,它在卵巢内具有一种非常有力的生物学作用,即活化容易形成癌症的卵巢表面分子通路,这样就可防止癌症的发生。罗德瑞盖茨指出,活化卵巢表面分子通路,可有效抑制在遗传上畸变的细胞,或有效地清除这种畸变细胞。否则,这些畸变细胞继续存在便可能形成卵巢癌。

但是,部分研究人员发现,如果女性携带有乳腺癌基因 BRCA-1 或 BRCA-2,则避孕药将失去防癌作用,这方面的研究人员反对将口服避孕药作为 BRCA-1 或 BRCA-2 乳腺癌基因携带者的预防卵巢癌的化学药物。

因此,口服避孕药可以作为预防卵巢癌的一种手段,但不能作为主要预防手段使用。

3. 慎用激素治疗不孕能预防卵巢癌 有调查发现,长期应用生育乐可使不受孕者患一种叫作低度恶性潜能(LMP)肿瘤的危险性增加。12 岁以前没来月经者、52 岁以后才绝经者或从未生育过(或 30 岁以后才生头胎者),患卵巢癌的危险性增高。月经的次数越多,患卵巢癌的危险性也越高,而喂奶会减少患卵巢癌及乳腺癌的危险性,因为哺乳期间通常会停经,所以提倡母乳喂养,利儿利己。

4. 卵巢癌预防十法四字箴言 见图 69。

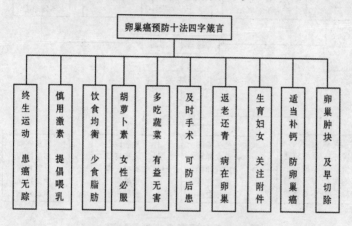

图 69 卵巢癌预防十法四字箴言

四、乳腺癌高危人群防治策略与保健

(一)乳腺癌高危人群及脸谱

见图 70。

(二)治疗原则

1. 手术治疗 凡是全身情况尚好,生活能自理,能耐受手术和国际临床分期 0、Ⅰ、Ⅱ、ⅢA 期患者,均行手术治疗。

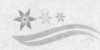

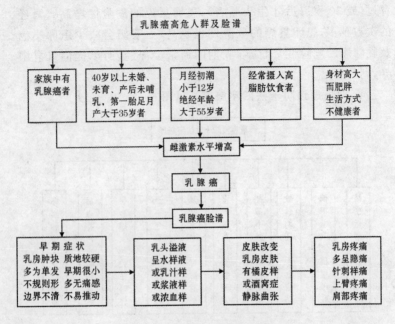

图 70　乳腺癌高危人群及脸谱

2. 化疗

(1)单一用药化疗,有效率为 20%～50%。

(2)晚期乳腺癌联合化疗,有效率 40%～80%。

(3)术后辅助化疗,其目的是消灭微小转移灶,以提高生存率。

3. 放疗

(1)术前放疗。

(2)术后放疗。

4. 内分泌治疗　激素受体(ER、PR)阳性的绝经后患者,术后可行由内分泌辅助治疗:绝经前行化疗加内分泌治疗。

（三）乳腺癌防治策略与保健

1. 多摄取维生素 D 能预防乳腺癌 1992 年的一项研究发现,诊断乳腺癌前进行血清维生素 D 含量测定,血清中维生素 D 水平高者与乳腺癌危险性降低呈负相关。

乳腺癌发生有地理分布,生态学研究发现,一个地区的乳腺癌死亡率与当地日照强度呈负相关,即乳腺癌患者接受日光照射时间越短,其死亡率越高,而接受日光照射时间长的地区乳腺癌的发病率和死亡率也随之降低。科学家认为,缺少阳光照射而导致维生素 D 缺乏,这可能是乳腺癌发生的危险因素。

动物实验数据也表明,缺钙和缺乏维生素 D 都可能在乳腺癌的病因中起一定作用。由于人的乳腺癌细胞上有维生素 D 受体,所以给予维生素 D 可以预防乳腺癌的发生。美国科学家用维生素 D 合成 4 种不同的药物,分别注入两组实验鼠体内,经 28 周的观察,结果发现,用维生素 D 合成的药物,预防实验性肿瘤有效率可达 28%。该实验结果证实,用维生素 D 合成的药物可以防治癌症。

因此,维生素 D 被认为是预防乳腺癌的营养成分。而补充维生素 D 的最简捷的办法,就是挽起袖子,将皮肤暴露于阳光下,随着皮肤颜色的加深,便有足够的维生素 D 生成而进入体内。所以,女性经常晒太阳不仅可以预防乳腺癌,还能预防大肠癌和骨质疏松。

2. 防止女孩性早熟能预防乳腺癌 有充分证据表明,生长发育较早、较快、性早熟,可增加罹患乳腺癌的危险性。

过早进入青春期的原因可能有以下几种:①儿童营养过剩导致的肥胖可能是性早熟的主要原因,身体内脂肪过多会刺激雌激素的分泌;②环境污染;③过多食用含促生长激素的食物;④滥用保健品及补品,一些保健品中含有性激素,可能引起性早熟;⑤常

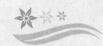

吃催熟蔬果和添加剂的食品、含锌食品及膨化食品、饮料等,均可能引起性早熟。

想要预防女孩性早熟,必须做到以下几点。

(1)从小养成良好的饮食习惯:①遵守低脂肪、低碳水化合物、低热能的饮食原则。像瘦肉、鱼、豆腐、豆浆、虾等食品,即可保证孩子充足的营养,又可避免孩子过早、过频地出现饥饿感。②每次进餐的顺序是,先吃些新鲜水果,或先喝汤、先吃蔬菜后吃肉。如白菜、芹菜、油菜、胡萝卜、黄瓜等,可产生一定的饱腹感。③适当减少主食量,如米饭、面包、馒头、面条等。④严格控制脂肪摄入量,如油炸食品,红肉(猪肉、牛肉、羊肉),麦当劳、肯德基食品。⑤限制甜食和零食,如糖、巧克力、甜饮料、甜点心、香蕉、葡萄、橘子、西瓜。⑥不吃或少吃膨化食品或用塑胶包装的食品。⑦不滥用保健食品及营养补品,不吃或少吃催熟的蔬菜和水果。

(2)远离化妆品:①自幼禁用化妆品。②自幼少用或不用护肤保健品。③自幼不用清洁剂、杀菌剂等化学制剂。

(3)加强体育锻炼:①自幼培养有规律的生活习惯。②培养孩子参加体育活动。③培养孩子全面发展。

(4)关心孩子的身体发育:家长应随时观察孩子的成长、发育过程,发现异常应及时就医、咨询、纠正和治疗。

当然,月经初潮年龄部分也取决于遗传因素。不过很多研究表明,摄入高脂肪与月经初潮提前有关,适当限制高脂肪饮食,可以防止性早熟。研究表明,经常参加体育锻炼的女孩月经初潮年龄可以推迟,推迟女孩月经初潮年龄,可以降低成年后乳腺癌的风险。

(四)预防乳腺癌三字经

常运动,消脂肪,体重轻,才健康。

少不胖,防早熟,成年后,模特像。

第九章 女性生殖系统疾病

中年女，体不胖，乳腺癌，找不上。
绝经女，不发胖，两种癌，可预防。
服 VD，太阳浴，乳腺癌，会远离。
有办法，自我查，找可疑，早就医。
胡萝卜，不可缺，十份菜，灵丹药。
不吸烟，不饮酒，多种癌，非侵入。
低脂肪，空热量，高纤维，排毒强。
讲和睦，心宽畅，保双乳，终身享。

第十章 中老年常见病早知道

任何年龄、任何性别、任何器官、任何疾病，一般都有一个发生发展过程，从无到有，从发生早期信号（亮出红灯）、早期、中期到晚期全过程中，不同病期表现出不同的临床症状和体征。因此，如能及早发现疾病的早期信号，尽早采取防治措施，可以将疾病治愈在信号期，延缓疾病发展速度，减轻疾病对人体的损害，或挽救生命于危急之中，都有非常重要的意义。而发现疾病早期信号的人，往往就是患者自己。对于老年人来说，当好发现自己老年常见病、多发病早期信号的医生是非常重要的。

一、消化系统癌症早知道

癌症是我国老年人死亡率最高的疾病之一。但是，出现癌症早期信号绝不等于就是患了癌症，因为其他良性疾病也可能出现这些症状或体征。为了能早期发现、早期确诊，发现这些早期信号的老年人必须及时就医，进行有关检查以明确诊断。及时确诊为癌症多属于早期，能接受正确治疗，多数预后较好（图71）。

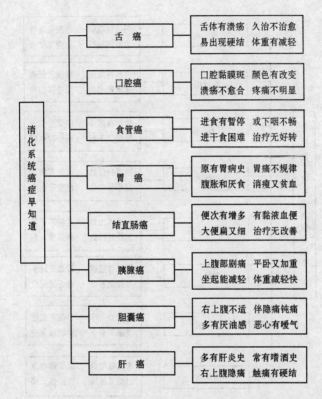

图71 消化系统癌症早知道

二、泌尿生殖系统癌症早知道

泌尿生殖系统癌症早知道,见图72。

三、其他癌症早知道

其他癌症早知道,见图73。

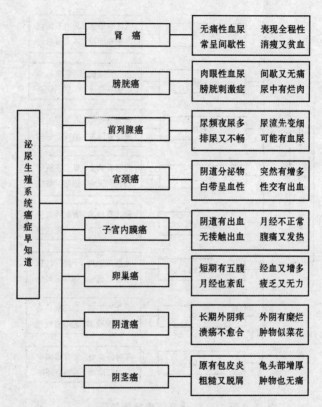

图 72　泌尿生殖系统癌症早知道

四、八种癌前病变早知道

　　癌前病变及癌前疾病,是指某些统计上具有明显癌变危险的疾病及病变,如果不及时发现和积极治疗即有可能转变为癌症。因此,早期发现与及时治愈癌前病变或疾病,对预防癌症有重要的实际意义(图74)。

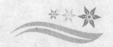

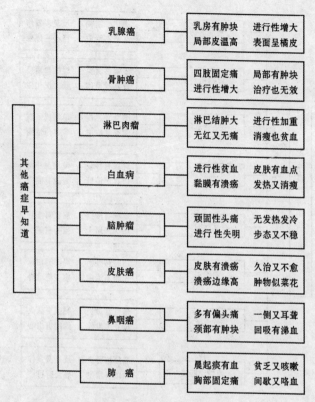

图 73 其他癌症早知道

但必须指出,癌症的发生发展往往经历一个漫长的、复杂的、渐进的演变过程,平均为 15～20 年,而且并非所有癌前病变或疾病都必然转变为癌症,这往往取决于许多因素。也并非所有癌症都有癌前病变或疾病。

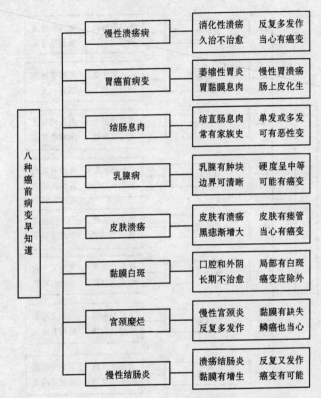

图 74　八种癌前病变早知道

五、贫血早知道

　　老年人随着年龄的增长,骨髓造血组织逐渐萎缩,同时雄激素分泌不足,胃肠消化吸收功能减退,影响营养物质的吸收;老年人又常常伴发多种慢性疾病,往往影响到骨髓造血功能,因此老年人易患贫血。只有早期发现贫血,查明贫血原发疾病,才能有

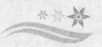

效治疗贫血（图 75）。

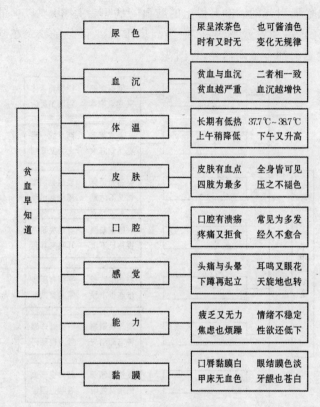

图 75 贫血早知道

六、脑卒中早知道

脑血管病即通常所说的脑卒中（脑中风），是由脑部血液循环突然发生障碍所致。脑卒中分为缺血性和出血性两大类。

缺血性脑卒中是由脑血管管腔狭窄，血栓形成或血栓附着，导致血流受阻而引起的;出血性脑卒中,是指脑内出血和蛛网膜下腔出血而引起的。80%以上的脑血管病患者是60岁以上的老年人,死亡率和致残率很高,应当高度重视。而大多数人在脑卒中发生之前都有早期信号,见图76。

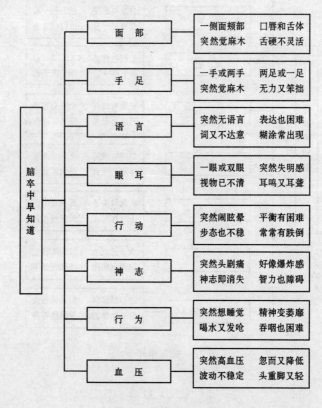

图76 脑卒中早知道

七、小卒中早知道

近年来,有一种可能导致脑卒中的高危因素,引起人们的高度关注,这就是"小卒中(小中风)"。"小卒中"是一过性脑缺血发作,或称短暂性脑缺血发作,是由于脑的第一区域突然出现血液供应障碍,但可以恢复。

"小卒中"常常在清醒时发作,一天中可有几次发作,也可以隔几天、几年发作一次。神经系统症状可以出现几分钟、几小时,最长时间不超过一天(24 小时)。小卒中的具体临床表现可以分为四型,见图 77。

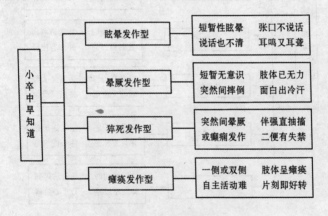

图 77 小卒中早知道

八、心脏病早知道

心脏病是一种慢性病,并且不可能彻底治愈。但是,如果能发现早期信号,及时予以治疗,是可以延缓心脏病的病程,阻断其发展,减少并发症的,尤其可减少急性心肌梗死和猝死的可能,见图78。

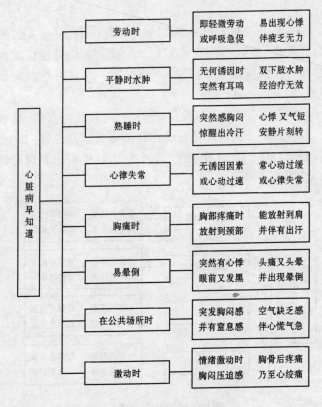

劳动时	即轻微劳动或呼吸急促	易出现心悸伴疲乏无力
平静时水肿	无何诱因时突然有耳鸣	双下肢水肿经治疗无效
熟睡时	突然感胸闷惊醒出冷汗	心悸又气短安静片刻转
心律失常	无诱因因素或心动过速	常心动过缓或心律失常
胸痛时	胸部疼痛时放射到颈部	能放射到肩并伴有出汗
易晕倒	突然有心悸眼前又发黑	头痛又头晕并出现晕倒
在公共场所时	突发胸闷感并有窒息感	空气缺乏感伴心慌气急
激动时	情绪激动时胸闷压迫感	胸骨后疼痛乃至心绞痛

图 78　心脏病早知道

九、心脏猝死高危因素早知道

心脏猝死即心脏性猝死,是指由各种心脏原因引起的突发死亡。可发生于原有或无心脏病的患者中,常常无任何危及生命的前期表现,而突然意识丧失,在急性症状出现后 1 小时死亡。91％以上的心脏猝死是心律失常所致,见图 79。

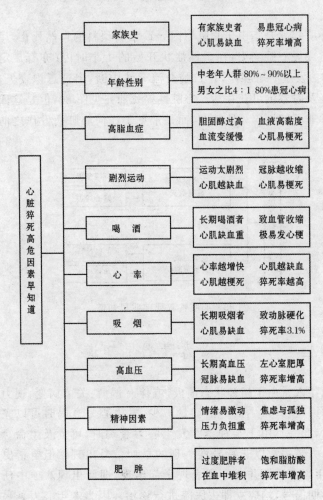

家族史	有家族史者	易患冠心病	
	心肌易缺血	猝死率增高	
年龄性别	中老年人群 80％～90％以上		
	男女之比4∶1 80％患冠心病		
高脂血症	胆固醇过高	血液高黏度	
	血流变缓慢	心肌易梗死	
剧烈运动	运动太剧烈	冠脉越收缩	
	心肌越缺血	心肌易梗死	
喝 酒	长期喝酒者	致血管收缩	
	心肌缺血重	极易发心梗	
心 率	心率越增快	心肌越缺血	
	心肌越梗死	猝死率越高	
吸 烟	长期吸烟者	致动脉硬化	
	心肌易缺血	猝死率3.1％	
高血压	长期高血压	左心室肥厚	
	冠脉易缺血	猝死率增高	
精神因素	情绪易激动	焦虑与孤独	
	压力负担重	猝死率增高	
肥 胖	过度肥胖者	饱和脂肪酸	
	在血中堆积	猝死率增高	

图 79 心脏猝死高危因素早知道

十、心脏性猝死前兆早知道

心脏猝死是指由于心脏原因导致无法预料的自然死亡,患者过去有或无心脏病史,在急性症状开始的 1 小时内(亦有规定为 24 小时)发生心脏骤停,导致脑血流突然中断,出现意识丧失,患者如经及时救治可获存活。心脏性猝死前兆见图 80,但是这四项前兆并非心脏性猝死所特有,而是常见于任何心脏病发作之前的表现。

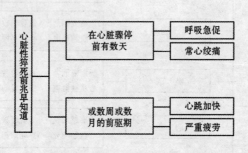

图 80　心脏性猝死前兆早知道

十一、心力衰竭早知道

老年人常由于精神状态消极,或伴有偏瘫、关节病变、视力减退等原因,使日常生活的活动量减少,发生心力衰竭时可以完全无症状,而一旦由于某种诱因发生心力衰竭时,可危及生命。老年人心力衰竭常以非特异性表现的早期信号出现。但要指出的是,老年心力衰竭并非下列表现全部出现,即使出现八项中任何一项早期信号,均应立即去医院进行诊治。因为老年心力衰竭患病率随年龄增长而升高,且预后差,5 年存活率与恶性肿瘤相仿。必须早发现早防治,见图 81。

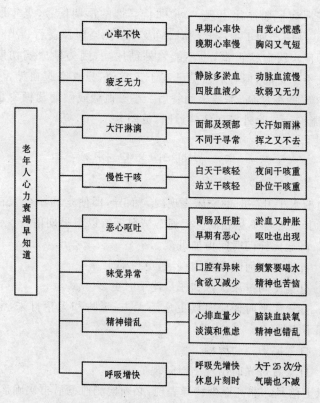

图81 老年人心力衰竭早知道

十二、糖尿病早知道

老年糖尿病的临床表现不典型,少见或全无多饮、多食、多尿和消瘦(三多一少)症状。有一半老年糖尿病患者不知道自己已经患糖尿病,直到出现不可逆转的糖尿病并发症才确诊及治疗。若能早期发现,早期防治,可以预防或延缓很多并发症的发生。

糖尿病早期往往出现 15 项非特异性的早期信号,老年朋友发现 15 项中任何 1 项或几项时,应及早检测空腹及餐后 2 小时血糖。即使空腹血糖正常,也不能除外糖尿病,因为糖尿病初期空腹血糖不一定高,但餐后血糖已高于正常值,只查空腹血糖,可以漏诊 30％的糖尿病,需要检测餐后 2 小时血糖或做葡萄糖耐量试验,方能确诊或除外糖尿病的诊断,见图 82。

十三、血糖升高早知道

血糖水平升高时的临床表现因人而异,即使是同一个人在不同时间其表现也不尽相同。但通常情况下有以下早期信号:

1. 自觉比任何时间更加饥饿。

2. 自觉比任何时间更加口渴,更想喝水。

3. 自觉夜间排尿次数和尿量比平时更多。

4. 自觉比平时任何时候更疲乏无力、嗜睡和无精打采,懒得什么都不想做。

5. 自觉突然视物模糊。

6. 自觉看灯光时出现"晕环"现象。

以上信号并非高血糖特异表现,必须检测血糖后再次确诊。

十四、骨质疏松症早知道

原发性骨质疏松症是老年人常见病、多发病,分为两型,即妇女绝经后骨质疏松症和老年人退行性骨质疏松症。主要临床表现是全身骨骼疼痛、脊柱弯曲、轻微外力即可引发骨折。骨质疏松症程度较轻者常无任何表现,往往在查体做 X 线检查时才发现曾有骨折,见图 83。

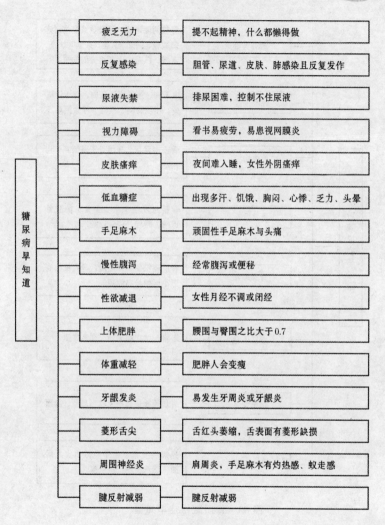

图 82　糖尿病早知道

糖尿病早知道	疲乏无力	提不起精神，什么都懒得做
	反复感染	胆管、尿道、皮肤、肺感染且反复发作
	尿液失禁	排尿困难，控制不住尿液
	视力障碍	看书易疲劳，易患视网膜炎
	皮肤瘙痒	夜间难入睡，女性外阴瘙痒
	低血糖症	出现多汗、饥饿、胸闷、心悸、乏力、头晕
	手足麻木	顽固性手足麻木与头痛
	慢性腹泻	经常腹泻或便秘
	性欲减退	女性月经不调或闭经
	上体肥胖	腰围与臀围之比大于0.7
	体重减轻	肥胖人会变瘦
	牙龈发炎	易发生牙周炎或牙龈炎
	菱形舌尖	舌红头萎缩，舌表面有菱形缺损
	周围神经炎	肩周炎，手足麻木有灼热感、蚁走感
	腱反射减弱	腱反射减弱

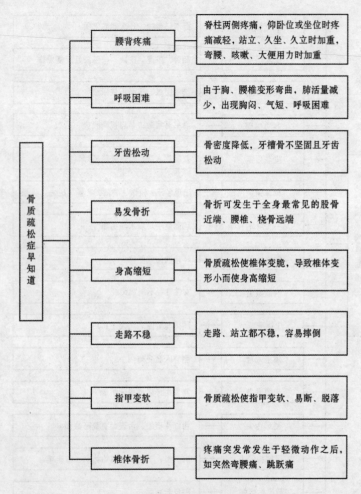

腰背疼痛	脊柱两侧疼痛，仰卧位或坐位时疼痛减轻，站立、久坐、久立时加重，弯腰、咳嗽、大便用力时加重
呼吸困难	由于胸、腰椎变形弯曲，肺活量减少，出现胸闷、气短、呼吸困难
牙齿松动	骨密度降低，牙槽骨不坚固且牙齿松动
易发骨折	骨折可发生于全身最常见的股骨近端、腰椎、桡骨远端
身高缩短	骨质疏松使椎体变脆，导致椎体变形小而使身高缩短
走路不稳	走路、站立都不稳，容易摔倒
指甲变软	骨质疏松使指甲变软、易断、脱落
椎体骨折	疼痛突发常发生于轻微动作之后，如突然弯腰痛、跳跃痛

骨质疏松症早知道

图83　骨质疏松症早知道

十五、糖尿病肾病早知道

糖尿病肾病是糖尿病常见的慢性并发症之一,在糖尿病人群中的发病率为20％～40％,是1型糖尿病的首位死亡原因。糖尿病肾病起病隐匿,早期肾功能正常,通常无明显临床表现。40％的糖尿病患者最终发展为糖尿病肾病,有微量白蛋白尿的糖尿病患者5～10年进展为临床肾病。糖尿病肾病早期出现八大信号中任何1项时,均应及时到医院检测尿微量白蛋白,尽早确诊,进行防治,见图84。

十六、慢性肾病早知道

大多数慢性肾病患者早期可完全没有任何症状或者症状极少,具体情况如下。

1. 经常全身疲乏无力。

2. 眼睑、面部、下肢,尤其踝部出现水肿。

3. 尿中出现大量泡沫。

4. 尿色发浊。

5. 排尿疼痛或困难。

6. 夜尿超过3次或夜尿量超过750毫升,或夜尿量多于白天尿量。

7. 尿比重持续降低。

如出现上述表现中任何两项者,就有可能已经患上慢性肾病了,必须到医院进行尿常规及肾功能检查。

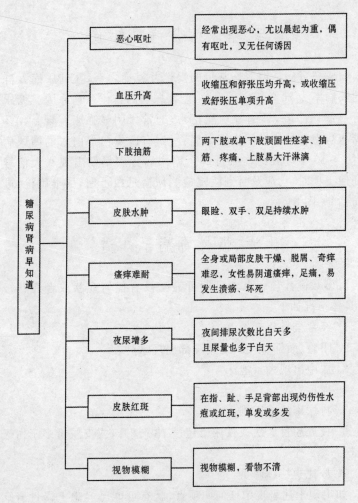

糖尿病肾病早知道	恶心呕吐	经常出现恶心，尤以晨起为重，偶有呕吐，又无任何诱因
	血压升高	收缩压和舒张压均升高，或收缩压或舒张压单项升高
	下肢抽筋	两下肢或单下肢顽固性痉挛、抽筋、疼痛，上肢易大汗淋漓
	皮肤水肿	眼睑、双手、双足持续水肿
	瘙痒难耐	全身或局部皮肤干燥、脱屑、奇痒难忍，女性易阴道瘙痒，足痛，易发生溃疡、坏死
	夜尿增多	夜间排尿次数比白天多且尿量也多于白天
	皮肤红斑	在指、趾、手足背部出现灼伤性水疱或红斑，单发或多发
	视物模糊	视物模糊，看物不清

图 84　糖尿病肾病早知道

十七、慢性肾衰竭早知道

慢性肾衰竭是一种临床综合征。它是发生在各种慢性肾疾病的基础上,慢慢地出现肾功能减退而最终发生衰竭,转为尿毒症的。慢性肾衰竭早期可以没有任何临床症状,而仅为原发疾病的表现,疾病发展到晚期时,尿毒症症状才会逐渐表现出来。

慢性肾衰竭有如下表现。

1. 近期出现无明显原因的持续厌食、恶心、呕吐、腹泻。

2. 近期出现头晕、面色苍白、乏力为主要感觉的贫血症状。

3. 突然出现持续性高血压。

4. 近期出现疲乏、失眠、注意力不集中。

5. 患有慢性肾病、糖尿病、尿路结石、高血压、红斑狼疮等病史者更易患慢性肾衰竭。

出现上述 5 条中任何 1 条症状,并进行性加重时,就可能患上慢性肾衰竭,应及早去医院进行尿常规、肾功能及 B 超检查。

十八、老年人消化性溃疡早知道

老年人消化性溃疡临床表现很不典型,极易与其他慢性疾病相混淆。而典型消化性溃疡的疼痛性质、部位与进食相关。而周期性疼痛在老年人中可以不出现,而且疼痛很难定位,反射痛不规则。无痛性的老年消化性溃疡患者占 35%,老年人消化性溃疡有如下表现。

1. 近端胃溃疡可以出现胸骨后持续性疼痛,且与进食有关。

2. 邻近胃食管连续处的胃溃疡可以引起吞咽困难。

3. 由于消化性溃疡所致慢性失血,可以出现缺铁性贫血。

4. 原有动脉硬化的老年人可以出现心绞痛、短暂脑缺血等表现。

5. 老年人出现恶心、呕吐及食欲减退而致体重减轻。

老年人出现上述任何 1 项表现,就可能患有消化性溃疡,应及早去医院进行 X 线钡剂和内镜检查予以证实。

十九、老年人急腹症早知道

老年人急腹症是以急性腹痛为主要表现,并伴有急性全身表现的多发病。具有发病急、进展快、病情重、变化多和病因广等特点。外科急腹症有如下表现:

1. 腹痛持续几小时以上,尤其超过 6 小时的局限性腹痛。
2. 持续性腹痛阵发性加剧。
3. 脉搏进行性加快。
4. 外周血白细胞进行性升高。
5. 腹痛为首发和主要表现。
6. 先腹痛后发热。
7. 腹痛部位和压痛部位多固定不变。
8. 腹膜刺激症状很明显并有扩大蔓延趋势。
9. 贫血进行性加重。
10. 血压进行性下降。

出现上述表现中任何 1 项者,应立即去医院进行诊治。

二十、老年甲状腺功能亢进症早知道

老年甲状腺功能亢进简称老年甲亢,多由毒性结节性甲状腺肿所致,并不少见,值得老年人重视。

老年甲亢患者临床表现不一,可以有典型表现,有些患者症状和体征极轻微或不典型,也可无症状。

1. 衰弱无力、抑郁、淡漠、嗜睡、反应迟钝、即所谓淡漠型甲亢。

2. 心率增快不明显,40%病例心率<100 次/分,有的心率<80 次/分。

3. 心房纤颤发生率随年龄增长可增加,发生率为 1/3～1/2,老年人心房纤颤中,约 10%是由甲亢引起。

4. 老年甲亢食欲亢进者不到 1/4,而食欲减退者占 1/3～1/2,腹泻者不多,而便秘者多见。

5. 老年甲亢者有 1/3 以上无甲状腺肿大。

6. 老年甲亢有突眼者不到 1/2。

7. 老年人出现怕热、多汗、食欲亢进或减退,消瘦、腹泻、不明原因的心房纤颤等症状时,应考虑甲亢,并尽早去医院进行诊治。

二十一、多发性骨髓瘤早知道

多发性骨髓瘤在我国并不少见,发病率为 2～4/10 万,发病年龄较大(中位诊断年龄 60～65 岁),男女之比为 3∶2。本病初诊误诊率极高,因为临床表现不典型又无特异性。

1. 骨痛发生率高达 70%,是本病主要且首先表现,以腰背部疼痛最多见,其次为胸肋骨疼痛及四肢骨疼痛。骨痛特点是休息时骨痛轻,活动时骨痛加剧;骨痛可表现出间歇性,也可呈无任何诱因的进行性加重,患者难以忍受。

2. 上胸椎或下腰椎突然发生剧烈疼痛并进行性加重常提示有病理性骨折。

3. 无任何原因经常发生呼吸道、泌尿道、皮肤感染。

4. 经常发生带状疱疹。

5. 无明确原因出现高钙血症,表现为恶心、呕吐、烦渴、多尿。

6. 无明确原因出现高黏血症。

7. 无明确原因出现持续性手足发绀、冰冷、麻木及疼痛。

8. 经常鼻出血和牙龈出血。

9. 皮肤经常出现紫癜。

10. 无明确原因出现蛋白尿、管型尿或肾衰竭。

凡出现上述 2 项表现者,应及早去医院进行骨髓及血清检查。

二十二、老年肺栓塞早知道

在老年人中,肺栓塞是个常见病、多发病。由于它多与其他疾病并存,而临床表现又不典型,病情复杂,轻重悬殊,加之医生和患者对它认识不足,所以目前国内肺栓塞的误诊和漏诊率极高。有 20%～30% 的肺栓塞患者由于未及时诊断和积极治疗而死亡,故应引起人们的高度重视。

1. 老年人(特别是长期卧床、午觉后,或原患有心脏病者)不明原因出现呼吸困难、心悸或胸痛者。

2. 同时出现双下肢肿胀、压痛、静脉曲张和心房纤颤者。

3. 原因不明的劳力性呼吸困难,胸痛或少量咯血。

4. 常有一侧或双侧下肢肿胀,多不对称,常伴有压痛,浅静脉曲张。

老年人出现上述任何一项表现时,应及早去医院进行全面检查,以早诊断、早治疗,预后良好。